Was Paare stark macht

23 Brecht: Liebe ist der Wunsch, etwas zu geben, nicht zu erhalten.

133 Sexualität ist wie ein Muskel

GUY BODENMANN | CAROLINE FUX

WAS PAARE STARK MACHT

Das Geheimnis glücklicher Beziehungen

Beobachter edition

EIN RATGEBER AUS DER BEOBACHTER-PRAXIS

Beobachter-Edition
4., überarbeitete Auflage, 2013

www.beobachter.ch

Herausgeber: Der Schweizerische Beobachter, Zürich
Lektorat: Christine Klingler Lüthi, Wädenswil
Umschlaggestaltung und Reihenkonzept: buchundgrafik.ch
Umschlagfoto: fotolia
Autorenfoto Caroline Fux: Manuel Gübeli, Luzern
Satz: Cornelia Federer, Zürich
Druck: Grafisches Centrum Cuno GmbH & Co. KG, Calbe

ISBN 978-3-85569-770-0

Inhaltsverzeichnis

Vorwort

Liebe Leserin, lieber Leser

Dass zwei Menschen zusammenfinden und sich auf das Abenteuer Partnerschaft einlassen, ist jedes Mal ein kleines Wunder. Die Liebe ist ein Geschenk; sie ist kostbar und verdient, gehegt und gepflegt zu werden. Der Erfolg dieses Buches, das jetzt bereits in der vierten Auflage vorliegt, zeigt, dass auch unsere Leserinnen und Leser so denken. Für all diese Männer und Frauen ist eine stabile, befriedigende Beziehung keine Selbstverständlichkeit; sie wollen in dauerhaftes Liebesglück investieren.

Und genau hier setzt dieses Buch an. Mit seinen Informationen und praktischen Tipps zeigt es Ihnen, wie Sie, ausgestattet mit dem wertvollen Startkapital Ihrer Liebe, eine erfüllende Partnerschaft leben können.

Damit Sie dieses Ziel erreichen, braucht es im Wesentlichen drei Dinge: die Bereitschaft, dem Partner, der Partnerin Raum und Zeit zu widmen; die Bereitschaft, sich dem geliebten Gegenüber immer wieder mitzuteilen, sein Innerstes zu zeigen; und den festen Willen, diese Partnerschaft zu bewahren und sich dafür zu engagieren – auch und gerade wenn das manchmal schwierig ist.

In diesem Buch lesen Sie, wie Sie Ihre Beziehung lebendig erhalten, wenn die Wirkung der Verliebtheitshormone nachlässt und Wolke sieben nur noch am fernen Horizont erkennbar ist. Sie erfahren, wie Sie gegen Monotonie und drohende Langeweile, auch gegen Entfremdung angehen. Wie Sie im Konflikt eine Lösung finden, die keine Verlierer zurücklässt. Wie Sie einander in stressigen Zeiten Unterstützung geben und ganz allgemein für eine gute Stimmung sorgen. Und vieles mehr.

Dieser Ratgeber ist voll von Anregungen, Übungen, Informationen. Bedienen Sie sich! Nehmen Sie das mit, was Sie ganz persönlich brauchen, damit Sie sich in Ihrer Partnerschaft aufgehoben fühlen. So sorgen Sie dafür, dass das Lebenselixier einer glücklichen Verbindung Sie noch lange stärkt und Ihnen einen stabilen Rückhalt fürs Leben gibt.

Guy Bodenmann, Caroline Fux
Zürich, im August 2013

1

Dauerhaftes Liebesglück

Liebe ist ein Geschenk des Himmels. Hüten Sie sie ein Paarleben lang wie einen kostbaren Schatz. Dazu braucht es keinen Riesenakt einmal im Jahr, sondern kleine Aufmerksamkeiten im Alltag – liebevolle Gesten, Unterstützung und Offenheit, eine konstruktive Gesprächskultur, echtes Engagement. Und immer wieder die Erkenntnis, dass Ihre Beziehung einzigartig ist.

Paarbeziehungen sind hoch im Kurs

Der Traum vom anhaltenden Liebesglück ist ein Dauerbrenner. Zählen Sie dabei aber nicht auf die gute Fee oder das Schicksal. Sie selber haben es in der Hand, für eine stabile, befriedigende Beziehung zu sorgen.

Der Wunsch nach einer festen Partnerschaft ist bei der Mehrzahl der Männer und Frauen stark verwurzelt. Und nicht einfach irgendeine Beziehung soll es sein, sondern eine glückliche, starke Bindung, die ein Leben lang anhält. In einer Umfrage von Bodenmann unter Schweizer Jugendlichen im Jahr 2003 haben überwältigende 97 Prozent der Befragten angegeben, dass für sie eine feste Partnerschaft zu den wichtigsten Dingen im Leben gehöre. 80 Prozent gaben an, dass eine Ehe für sie ein lebenslanges Engagement bedeute – und nicht einfach ein Projekt auf Zeit.

Dass man sich für ein paar Jahre bindet und danach weitersieht, entspricht also nicht den Wunschvorstellungen, ist aber allzu häufig Realität. Die Kurzlebigkeit von Partnerschaften steht im Widerspruch zum Bedürfnis nach einer stabilen und engen Beziehung. Das tiefe Sehnen nach einer dauerhaften, glücklichen Beziehung ist im Menschen in allen Kulturen stark verwurzelt und gründet im Bindungsbedürfnis, welches bereits zwischen Mutter und Kind zentral ist. Man sucht in engen Beziehungen Sicherheit, Geborgenheit, emotionale Wärme und Nähe. Diese emotionalen Aspekte sind wichtiger als materielle oder statusbezogene Vorteile.

INFO *Eine stabile, glückliche Beziehung gehört zu den wissenschaftlich belegten Grundbedürfnissen des Menschen.*

Eine enge, lebenslange Partnerschaft ist somit ein persönliches Projekt von höchster Priorität und entsprechend mit hohen Erwartungen besetzt. Gemäss Studien schätzen viele Menschen zum Zeitpunkt der Eheschliessung die Wahrscheinlichkeit, dass die eigene Ehe wieder geschieden wird, auf lediglich 0 bis 8 Prozent – obwohl heute rund jede zweite Ehe auseinandergeht. Die Überzeugung sitzt tief, dass eine Scheidung nur die anderen betrifft. Für sich selbst schliessen die meisten Menschen dieses Szenario aus.

Wunsch und Realität

Auch wenn der Wunsch nach einer anhaltend engen und glücklichen Beziehung in den meisten Fällen da ist: Die Fakten sprechen eine andere Sprache. Die Scheidungsrate liegt in den westlich industrialisierten Ländern zwischen 40 und 50 Prozent. Bei den übrigen festen Partnerschaften (Freundschaften, Konkubinatsbeziehungen), die rechtlich nicht erfasst und deshalb statistisch schlechter greifbar sind, liegt die Trennungsrate noch höher, da diese Beziehungen spontaner und schneller beendet werden können.

Für viele Paare wird also die Beziehung, in der sie Nähe, Geborgenheit und Zärtlichkeit gesucht haben, zur herben Enttäuschung. Die Erfahrung, verlassen oder gegen einen anderen Partner ausgewechselt zu werden, ist nicht nur frustrierend, sondern vielfach auch verletzend und schmerzhaft. Sie verhindert auch, dass man wieder mit dem gleichen Grundvertrauen in eine neue Beziehung startet. Stattdessen beginnt man diese verkrampfter und pessimistischer.

Im Übrigen hat auch die Erfahrung mit der Partnerschaft der Eltern einen Einfluss darauf, wie offen und positiv man sich in eine enge Beziehung einlässt. In der erwähnten Studie von Bodenmann (2003) zeigte sich, dass Jugendliche, welche die Scheidung ihrer Eltern erlebt hatten, eine deutlich negativere Sicht haben. Nur 10 Prozent der Jugendlichen aus Scheidungsfamilien glauben, dass eine Ehe lebenslang halten werde – gegenüber 73 Prozent der Jugendlichen, deren Eltern stabil zusammenleben.

HINWEIS *Immer weniger Paare wollen ihre Beziehung einfach dem Schicksal überlassen. Sie wünschen sich Hilfestellungen, um die Beziehungsqualität hoch halten zu können. Dieses Buch liefert eine Fülle von Anregungen dafür.*

Wenn wir doch wollen, warum klappt es dann nicht?

Liebe schwindet nicht von heute auf morgen. Sie löst sich nicht einfach in Schall und Rauch auf. In den meisten Fällen wird die Liebe allmählich verschüttet. Und zwar vom «Alltagsmüll», den beide Partner aus Sorglosigkeit und Unachtsamkeit auf ihr abladen.

Man kann mit noch so vielen Trümpfen – Liebe, Schönheit, Attraktivität, sexuelle Anziehung, Status, Intelligenz oder Reichtum – in eine Beziehung starten: Sie sind auf lange Sicht und ohne Investitionen der beiden Partner kein Garant dafür, dass eine Partnerschaft erfüllend und glücklich ist.

Liebe muss man pflegen

Wir putzen dreimal am Tag die Zähne, bringen unser Auto regelmässig in den Service und besuchen Weiterbildungskurse, damit wir im Job auf dem neusten Stand bleiben. Von der Liebe aber erwarten wir, dass sie ein Selbstläufer ist. Und genau das ist das Problem: Auch wenn sich fast alle Paare lebenslange Liebe wünschen, sind verhältnismässig wenige bereit, in diesen Traum auch Zeit und Energie zu investieren.

Aber Moment. Wir reden hier ganz selbstverständlich von Liebe. Vielleicht müssten wir zuerst die Frage beantworten, was Liebe überhaupt ist?

INFO *Die Forschung zeigt: Längerfristig geht es nicht denjenigen Paaren am besten, die mit den meisten Trümpfen in die Beziehung starten. Sondern denen, die ihre Partnerschaft pflegen und ihr Sorge tragen.*

Was ist Liebe?

Was ist Ihre Vorstellung von Liebe? Liebe als eine grosse Welle, auf der Sie mühelos reitend durch das Leben getragen werden? Oder Liebe als Kletterpartie in steinigem Gelände, als ein stetiges Ringen und Bemühen? Thema dieses Kapitels ist die Annäherung an ein grosses Gefühl.

Philosophie, Biologie, Literatur, Psychologie – es gibt kaum eine Wissenschaft, die nicht versucht hat, die Liebe zu ergründen und zu erklären. Dichter haben alle sprachlichen Register gezogen und versucht, die Liebe in Worte zu fassen. Verhaltensforscher haben Verliebte beobachtet und studiert und haben ihre Blicke, ihr Lächeln und die ausgetauschten Berührungen beschrieben. Mediziner haben Hormone und Neuropeptide gemessen. Alle haben einen Beitrag zur Ergründung dieses grossen Gefühls geliefert. Doch so ergreifend, faszinierend und detailreich die gewonnenen Erkenntnisse auch sein mögen: Die Liebe bleibt letztlich ein grosses Geheimnis.

Die Liebe ist ein metaphysischer Zustand – etwas, das jenseits von dem liegt, was wir wissenschaftlich erklären können. Sie ist mehr als eine Emotion wie Freude, Neugier oder Glück. Der Kipppunkt, an dem Sympathie oder Zuneigung zu Liebe wird, ist nicht klar fassbar. Wir können einen Menschen attraktiv, nett, sympathisch und begehrenswert finden – und ihn dennoch nicht lieben. Dafür lieben wir vielleicht einen Menschen, der gar nichts Besonderes darzustellen scheint. Oder wir empfinden plötzlich Liebe für einen Menschen, den wir zuvor kaum wahrgenommen haben. Oder aber wir lieben einen Menschen nicht mehr, den wir einmal intensiv geliebt haben.

Definitionsversuche – ein unfertiges Puzzle

Definitionsversuche der Liebe gibt es unzählige. Sie beschränken sich aber meist auf deskriptive (beschreibende) Definitionen oder auf den Versuch, die Formen und Typen von Liebe zu klassifizieren. Nichts von alledem macht greifbar, was Liebe denn nun wirklich ist.

Zum Beispiel biologische Erklärungsversuche: Zwar kann man heute mit bildgebenden Methoden aufzeigen, welche Hirnareale aktiviert sind, wenn jemand in Liebe an den Partner denkt. Oder welche Hormone und Neuropeptide ausgeschüttet werden, wenn man verliebt ist. Doch das ist es auch schon – ein tieferes Verständnis von Liebe erlauben diese Untersuchungen nicht.

Oder Klassifikationsversuche: Sie unterscheiden zwischen romantischer, leidenschaftlicher, pragmatischer, kameradschaftlicher, besitzergreifender oder selbstloser Liebe. Der Sache auf den Grund kommen wird man trotzdem nicht. Der Funken, welcher zwischen zwei Menschen springt und aus Sympathie oder Zuneigung Liebe macht, ist wissenschaftlich nicht greifbar. Es ist wie bei der Entstehung von Leben: Auch hier bietet die Verbindung zwischen Spermium und Ovulum keine ausreichende Erklärung für dieses Phänomen, denn schliesslich verbinden sich millionenfach Substanzen, ohne dass Leben entsteht. Mit der Liebe verhält es sich ähnlich.

HINWEIS *Die Liebe ist ein Geschenk und ein Mysterium, wissenschaftlich schwer fassbar und damit besonders faszinierend.*

Die Idee einer problemfreien Beziehung

Obwohl Liebe also letztlich nicht zu definieren ist, haben fast alle Menschen eine Vorstellung davon, was sie ist und wie sie sich anfühlt. Und sie haben auch eine Vorstellung davon, was passiert, wenn sie «ihre» Liebe erst einmal gefunden haben: Die meisten Leute erwarten, dass sie von der Liebe wie von einer grossen, warmen Welle durchs Leben gespült werden. Dabei geniessen sie die wärmende Sonne, die ohne Unterbruch herabscheint. So schön dieses Bild auch sein mag – es entspricht nicht der Wirklichkeit.

HINWEIS *Wenn es im Märchen heisst: «Sie lebten glücklich zusammen bis an ihr Lebensende», so ist das nur die halbe Wahrheit. In Wirklichkeit sollte es heissen: «Sie lebten glücklich zusammen bis an ihr Lebensende, weil sie sich jeden Tag für ihre Partnerschaft einsetzten.»*

Die Liebe ist kein lauschiges Wellenreiten in einem Inselparadies, sondern eher vergleichbar mit einer Kletterpartie in den Alpen. Immer wieder gilt es, trotz aller Begeisterung und Glücksgefühle den besten Griff zu finden, um vorwärtszukommen. Unablässig müssen die sichersten Tritte gesucht werden, schwierige Passagen müssen gemeistert und besonders behutsam erklettert werden. Man trifft auf flache Partien und Panoramawege, auf denen man gemütlich spazieren kann, aber auch auf Geröllhalden und Steilhänge. Dann ist es ein langsames Sich-Hochtasten und Hinaufziehen, und dies auch bei jahrelanger Erfahrung und besten Kenntnissen.

Mit der Liebe verhält es sich ähnlich. Man kann sie nicht einfach geniessen und über Jahrzehnte sorglos davon zehren, ohne etwas dafür zu tun. Genauso wenig kann man sie nach fixem Rezept pflegen und immer wieder die gleichen Massnahmen anwenden, damit sie gedeiht. Man muss sich ihren Bedürfnissen anpassen, sensibel für ihre Zeichen sein und sich um eine angemessene Pflege bemühen – genau wie beim Klettern, wenn wechselnde Wetterverhältnisse, Steilhänge am Berg, die eigenen Kräfte und Kompetenzen Anpassungen und Rücksichtnahme erfordern.

Gut vorbereitet zur Liebesreise starten

Stellen Sie sich vor, Sie starten Ihre Beziehungsreise, ohne sich darum zu kümmern, was auf Sie zukommt. Dann stehen Sie vielleicht plötzlich vor der Eigernordwand – ohne richtiges Schuhwerk und ohne Kletterausrüstung. Das können Sie verhindern, indem Sie sich vorbereiten.

Viele Paare starten in eine enge Beziehung oder Ehe mit starken Liebesgefühlen. Wie ein grosser Rucksack voll von Köstlichkeiten, so ist ihr Herz voller Liebe und Zuversicht. Doch genauso wie der Vorrat im Rucksack auf der Bergtour schnell aufgezehrt ist, hält auch die Liebe nicht ewig vor, wenn man sie nicht pflegt und nährt. Doch wie genau geht das – die Liebe pflegen?

HINWEIS *Dieses Buch will Ihnen helfen, einen Rucksack mit Wissen und Kompetenzen zu packen, die Ihnen auf Ihrer Beziehungsreise nützlich sind und die dazu dienen, Ihre Liebe zu erhalten.*

Wie man die Liebe pflegt

Die Liebe ist wie eine schöne Pflanze: Wer will, dass sie gedeiht, muss sie hegen und pflegen. Man muss ihr im richtigen Mass Wasser und Dünger geben und auch mal den Topf wechseln, wenn der alte nicht mehr passt. Die Pflege einer Pflanze ist eine immerwährende Aufgabe – genau wie die Pflege der Liebe.

Es gibt Dinge, die der Pflanze «Liebe» schaden, und Dinge, die ihr guttun. Aus wissenschaftlichen Studien weiss man heute relativ genau, was dem Erhalt der Liebe förderlich und was eher schädlich ist.

Das schadet der Liebe

Die internationale sowie die eigene psychologische Forschung konnte drei Hauptfaktoren herauskristallisieren, welche die Liebe und die Stabilität einer Partnerschaft am meisten gefährden:

- Monotonie und Gewöhnung: Wer nicht für Abwechslung und Spannendes in der Partnerschaft sorgt, kann in einem öden Lebensrhythmus stecken bleiben.
- Ungünstige persönliche Voraussetzungen: Eine schwierige Persönlichkeit oder psychische Labilität sind ein steiniger Nährboden für die Liebe.
- Mangelnde Kompetenzen zur Beziehungspflege: Wenn die Partner nicht wissen, was sie für die Beziehung tun können, oder ihnen die Fertigkeiten dazu fehlen, fällt es schwer, die Liebe lebendig zu erhalten.

Diese drei Faktoren sind unterschiedlich leicht zu bewältigen. Die Persönlichkeit etwa lässt sich nicht ohne Weiteres ändern. Labilität (Nervosität und Erregbarkeit, emotionale Unausgeglichenheit, Ängstlichkeit usw.) oder eine psychische Störung (etwa Depression, Angst-, Schlaf- oder Sexualstörung) können für das Paar eine Herausforderung darstellen. Ein unausgeglichener psychisch belasteter Partner bringt zwangsläufig schweres Gepäck in die Beziehung. Dann gilt es für beide, diese zusätzliche Belastung von Anfang an offenzulegen und damit umgehen zu lernen.

Andere Dinge lassen sich dagegen eher beeinflussen: Beispielsweise ist es einfacher, sich die Kompetenzen anzueignen, die es braucht, um eine Beziehung fit zu halten. Und es gibt durchaus Möglichkeiten, die Monotonie in der Beziehung zu reduzieren.

Das tut der Liebe gut

Zum Glück kennen wir aus der Forschung nicht nur diejenigen Faktoren, die eine Beziehung erschweren, sondern auch solche, die dem Erhalt der Liebe dienen und eine langfristig stabile und glückliche Partnerschaft erlauben. Die wichtigsten sind: angemessene Kommunikation, gegenseitige Unterstützung, ein kompetenter Umgang mit Alltagsproblemen, realistische Erwartungen sowie persönliches Engagement für die Beziehung.

Angemessene Kommunikation

Es ist für eine glückliche Partnerschaft zentral, dass sich beide Partner im Gespräch emotional begegnen und ein Austausch über Gefühle, Bedürfnisse, Wünsche und Ziele möglich ist. Eine kompetente emotionale Kommunikation schafft die Voraussetzung für eine tiefe Verbindung und hilft beim Ausräumen von Differenzen und Missverständnissen.

→ Mehr Informationen dazu finden Sie in den Kapiteln «Eine positive Atmosphäre schaffen» (Seite 55) und «Emotionale Selbstöffnung» (Seite 104).

Gegenseitige Unterstützung

Eine wichtige Grundlage jeder Beziehung ist die Gewissheit, auf den Partner zählen zu können. Wer den Partner in belastenden Situationen unterstützt und ihm mit einfühlendem Verständnis sowie mit Rat und Tat zur Seite steht, macht die Partnerschaft mehr und mehr zu einem tragfähigen Fundament.

→ Mehr Informationen dazu finden Sie im Kapitel «Unterstützung geben und bekommen» (Seite 85).

Alltagsprobleme kompetent bewältigen

Der Alltag ist eine häufige Quelle von Stress. Wer Sachprobleme effizient und gemeinsam löst, belastet die Beziehung nicht mit unfruchtbaren Auseinandersetzungen. Die sorgfältige Suche nach Lösungen für auseinandergehende Anliegen braucht etwas mehr Zeit, dafür sind am Schluss beide Partner zufriedengestellt.

→ Mehr Informationen dazu finden Sie in den Kapiteln «Beziehungskiller Alltag» (Seite 86) und «Offen und fair kommunizieren» (Seite 68).

Realistische Erwartungen

Es ist wichtig, in Sachen Liebe auf dem Boden der Realität zu bleiben und nicht irgendwelchen Traumschlössern nachzuhängen. Wenn sich beide bewusst sind, dass Enttäuschungen kaum je einseitig nur auf einen Partner zurückzuführen sind, und wenn Erwartungen sich am Möglichen orientieren, wird die Beziehung positiver erlebt werden.

→ Mehr Informationen dazu finden Sie im Kapitel «Realistisch bleiben» (Seite 145).

Persönliches Engagement: Commitment

Das Engagement für die Beziehung gehört zu den wichtigsten Grundpfeilern einer gelingenden Partnerschaft. Es erhöht die Beziehungsqualität und -stabilität, wenn beide Partner bereit sind, sich für die Partnerschaft einzusetzen, ihr Raum und Zeit zuzugestehen und sich emotional auf den Partner einzulassen. Commitment oder Verbindlichkeit ist nach wie vor ein zentraler Grundwert, auch in modernen Partnerschaften.

→ Mehr Informationen dazu finden Sie im Kapitel «In guten wie in schlechten Tagen: Verbindlichkeit» (Seite 193).

Stärken Sie Ihre partnerschaftlichen Kompetenzen

Dieses Buch soll Sie zum Nachdenken anregen und Sie dabei unterstützen, sich verschiedene Kompetenzen anzueignen, damit Ihre Beziehung im Schuss bleibt. Es versteht sich als Werkzeugkasten, in dem Sie verschiedene Instrumente für die Beziehungspflege finden. Welche dieser Werkzeuge Ihnen am besten dienen, hängt von Ihnen und den anstehenden «Unterhaltsarbeiten» ab. Setzen Sie Ihre Prioritäten:

- Möchten Sie das Wir-Gefühl stärken?
- Eine lebendige Sexualität pflegen?
- Echtes, anhaltendes Engagement füreinander leben?
- Eine gute Grundstimmung schaffen, die Geborgenheit vermittelt?

HINWEIS *Jedes Paar und jede Beziehung sind anders. Haben Sie den Mut, Ihren eigenen Weg zur Beziehungspflege zu finden und zu gehen. Und halten Sie sich dabei stets an Brechts Zitat: «Liebe ist der Wunsch, etwas zu geben, nicht zu erhalten.»*

2

Investieren in das Projekt «Wir»

Sie müssen sich selber nicht aufgeben, um eine erfüllte Partnerschaft zu leben. In diesem Kapitel erfahren Sie, warum es trotzdem wichtig ist, sein Ego auch mal auf die hinteren Plätze zu verweisen.

Passen Sie zusammen? Müssen Sie überhaupt?

Manche Menschen träumen von der Beziehung zu einem Seelenverwandten, der perfekt zu ihnen passt. Andere sehen ihr Glück in einem Partner, der sie optimal ergänzt. Aber was ist nun wirklich besser: «Gleich und Gleich» oder Gegensätze?

Jede Beziehung ist ein kleines Wunder. Denn eigentlich ist das Ganze unglaublich kompliziert: Zwei Menschen starten ein grosses gemeinsames Projekt mit ungewissem Ausgang!

GUT ZU WISSEN *Eine sorglose, mühelose Beziehung hängt nicht davon ab, ob Sie den «richtigen», den für Sie bestimmten Partner finden. Tatsache ist: Sorg- und mühelose Beziehungen gibt es kaum, Schwierigkeiten und Auseinandersetzungen gehören zu jeder Partnerschaft dazu. Entscheidend ist, dass Sie diese gemeinsam meistern.*

Auch wenn diese zwei Menschen noch so wesensverwandt sind, werden sie sich doch in vielen Dingen unterscheiden: Sie haben eine eigene Biografie, trotz vielen ähnlichen auch unterschiedliche Bedürfnisse und Erwartungen an die Beziehung und meist auch ein anderes Geschlecht. Diese Unterschiede machen das «Unternehmen Partnerschaft» zu einer spannenden und wunderschönen, aber bisweilen anspruchsvollen Sache.

«Gleich und Gleich» oder doch lieber Gegensätze?

Der Volksmund hat für beide Varianten des Zusammenseins ein schönes Sprichwort parat: «Gegensätze ziehen sich an» und «Gleich und Gleich gesellt sich gern». Die Erkenntnisse der Wissenschaft sprechen allerdings klar für Gleichheit.

INFO *Studien belegen: Je ähnlicher sich zwei Partner sind, desto besser stehen die Vorzeichen für eine Beziehung.*

Die Erklärung, warum «Gleich und Gleich» langfristig besser ist, leuchtet ein: Wenn sich zwei Menschen ähnlich sind, gibt es weniger Reibungsflächen und Konfliktpotenzial. Diese Ähnlichkeit betrifft vor allem Bedürfnisse, Ziele und Wertvorstellungen, aber auch die Einstellung zur Partnerschaft und zu verschiedenen Lebensbereichen. Vermeintlich simple Dinge wie Hobbys oder kulinarische Vorlieben sind natürlich ebenfalls leichter vereinbar. Als günstig erweist es sich überdies, wenn beide ähnlich attraktiv sind, weil sie sich so als mehr oder weniger gleichwertig erleben.

Darum tun sich unterschiedliche Partner schwerer

Eine Beziehung wird nicht deshalb in die Brüche gehen, weil der eine seine Ferien lieber im Gebirge verbringt und die andere lieber am Strand ausspannt. Aber verschiedene Ansichten und Bedürfnisse zu haben bedeutet immer, dass man verhandeln, sich anpassen und Kompromisse eingehen muss. Nun sind Kompromisse nichts Schlechtes, sie gehören zum Alltag und sind Teil jeder Beziehung. Wenn aber beide Partner zu häufig und in zu vielen Bereichen Abstriche machen müssen, kann das einer Beziehung zusetzen.

Mit wie vielen Unterschieden ein Paar glücklich sein kann, hängt von der Kompromissbereitschaft und der Toleranz beider Partner ab. Mehr Informationen zum Thema Toleranz finden Sie im Kapitel «Toleranz und Fairness» (ab Seite 125).

Das Wir-Gefühl: Fundament jeder Beziehung

Träume teilen, gemeinsame Ziele haben und dem andern zuliebe die Zwiebeln aus dem Salat weglassen – wer eine dauerhafte, glückliche Beziehung führen möchte, braucht Teamgeist und Verständnis für die Bedürfnisse des Partners.

Voraussetzung für eine starke Beziehung ist ein starkes Wir-Gefühl. So wichtig dieses Wir-Gefühl ist, so wenig selbstverständlich ist es.

GUT ZU WISSEN *Das Wir-Gefühl ist das Fundament, auf dem Ihre Beziehung steht. Je stärker Ihr Wir-Gefühl, desto grösser die Widerstandskraft Ihrer Partnerschaft in stürmischen Zeiten.*

Auf dem gemeinsamen Weg eines Paares sind nicht so sehr die Bedürfnisse des Einzelnen ausschlaggebend. Viel wichtiger ist das, was für beide Partner zu gleichen Teilen stimmt und was sie als Team weiterbringt. Ein starkes Wir-Gefühl haben heisst, sich auf den andern verlassen zu können, komme, was wolle. Oder einen Stich im Herzen zu fühlen, wenn es dem Partner schlecht geht, auch wenn man mit der Sache gar nichts zu tun hat. Oder ein Projekt aufzugeben, weil man weiss, dass es der Beziehung schaden würde. Das Wir-Gefühl bedeutet, sich als Paar, als eine Einheit zu definieren – und nicht als zwei Ichs.

DEM WIR-GEFÜHL AUF DER SPUR

Das Wir-Gefühl ist für jeden etwas anderes.

- Was bedeutet es für Sie persönlich, ein starkes Wir-Gefühl zu haben?
- Können Sie sich an eine Situation erinnern, in der Sie das Wir-Gefühl in Ihrer Beziehung als besonders stark erlebt haben?
- Was schadet Ihrem Wir-Gefühl?
- Was tut ihm gut?

Schreiben Sie zusammen Geschichte

Eine Beziehung ist wie eine grosse Reise. Gemeinsam mit dem Partner entdeckt man neue Länder, lernt Menschen kennen und erlebt Abenteuer. Mal übernimmt der eine das Steuer, dann wieder der andere. Mal liegt man im Pool eines Fünfsternehotels, dann wieder muss man auf einer Parkbank übernachten. Es gibt Höhen und Tiefen, und vielleicht verliert man sich sogar mal aus den Augen, um sich später wieder zu finden. Je länger dieses Abenteuer dauert, desto stärker wird das Wir-Gefühl. Weil das Paar auf dieser Reise gemeinsam seine ganz persönliche Geschichte geschrieben hat.

Damit das Wir-Gefühl auf der Beziehungsreise wachsen kann, muss man Teamgeist leben und am gleichen Strick ziehen. Dazu gehört, die eigenen Bedürfnisse denen des Wirs nicht unüberlegt voranzustellen.

Werfen Sie einen Blick auf Ihre Paargeschichte, indem Sie die Tabelle oben gemeinsam ausfüllen. In die linke Spalte kommen Dinge, die Sie zusammengeschweisst haben. Das können besonders schöne Dinge sein oder auch Krisen, die Sie miteinander bewältigt haben. In die mittlere Spalte schreiben Sie Dinge, die Sie im Hier und Jetzt verbinden, in die rechte Spalte Sachen, die Sie noch gemeinsam erleben möchten.

UNSERE GEMEINSAME GESCHICHTE

Das hat uns stark gemacht	Das verbindet uns	Das wollen wir erleben
Beispiel: Die gemeinsame Zeit vor den Kindern, als wir viele schöne und verrückte Erlebnisse hatten. …	Beispiel: Unsere gegenseitige Achtung und Toleranz und das Gefühl, dass der andere einem Sorge trägt. …	Beispiel: Während eines Time-outs zusammen mit dem Wohnwagen frei durch die Lande ziehen. …

TIPP *Eine Beziehung braucht Raum in der Vergangenheit, in der Gegenwart und in der Zukunft. Pflegen Sie gemeinsame Erinnerungen, schaffen Sie Zeit füreinander im Jetzt und planen Sie gemeinsam und gleichberechtigt Ihre Zukunft.*

Gemeinsam verbrachte Zeit nährt das Wir-Gefühl

Wie stark das Wir-Gefühl in einer Beziehung ist, hängt davon ab, wie viel Zeit beide Partner investieren und investiert haben. Hier gilt für einmal ganz klar: Quantität geht vor Qualität (wobei es Qualität natürlich auch braucht).

Lassen Sie sich auf folgendes Gedankenexperiment ein: Was sind Ihre liebsten Erinnerungen an Vater und Mutter? Denken Sie an die Situationen, die am deutlichsten in Ihrem Gedächtnis haften geblieben sind. Die Chancen stehen gut, dass es Situationen sind, in denen Ihr Vater oder Ihre Mutter besonders viel Zeit für Sie hatte. Vielleicht haben Sie an einen Ausflug ohne Ihre Geschwister gedacht. Oder an die Nachmittage, an denen Ihr Vater früher von der Arbeit nach Hause gekommen ist, um mit Ihnen ins Hallenbad zu gehen oder sonst etwas mit Ihnen zu unternehmen oder einfach mal nur für Sie allein da zu sein.

GUT ZU WISSEN *Sie brauchen die gemeinsam verbrachte Zeit nicht mit irgendwelchen spektakulären Inhalten zu füllen. Einfach ungestört füreinander da sein – das stärkt jede Beziehung. Schaffen Sie in Ihrem Alltag Zeit füreinander und ziehen Sie sich immer wieder auf «Paarinseln» zurück.*

Natürlich ist eine Partnerschaft nicht zu vergleichen mit der Beziehung zwischen Kindern und Eltern. Aber auch hier gilt: Das Beste, was man seinem Partner schenken kann, ist Zeit und Aufmerksamkeit.

Wie viel gemeinsame Zeit braucht ein Paar?

Es gibt keine Zauberformel, mit der man ausrechnen kann, wie viel Zeit ein Paar braucht, um ein starkes Wir-Gefühl aufzubauen und zu erhalten. Jeder Partner als Einzelperson und jede Partnerschaft als Ganzes ist individuell. Es gehört zu den Aufgaben jedes Paares, zu spüren und auch auszuhandeln, wie viel Paarzeit für beide wichtig und richtig ist.

TIPP *Verlassen Sie sich nicht auf Muster, die früher einmal funktioniert haben. Es braucht ein ständiges Abtasten und Austauschen, um herauszufinden, wie viel Distanz und Nähe und welche Aktivitäten Ihnen guttun. Was früher funktioniert hat, ist heute vielleicht unpassend. Bleiben Sie am Ball, eine Beziehung lang.*

Die gemeinsam verbrachte Zeit ist der Baustoff, aus dem Sie das Haus Ihrer Beziehung aufbauen. Ihr Haus kann grösser und seine Wände stärker werden, wenn Sie dafür mehr Baustoff – sprich: mehr Zeit – zur Verfügung stellen. Auch hier gilt: Sie und Ihr Partner sind die Einzigen, die bestimmen können und sollen, wie Ihr «Beziehungshaus» aussehen soll. Manche Paare bauen sich gern eine Festung, andere fühlen sich in einem Baumhaus oder einer mobilen Unterkunft wohler. Wichtig ist allein, dass Sie die Vision von Ihrem Traum-Beziehungshaus teilen und gemeinsam daran arbeiten.

Ja, ich will! Sich bewusst für die Beziehung entscheiden

Liebe lässt sich nicht planen und nicht steuern. Die Frage «Beziehung ja oder nein?» stellt sich bei manchen Paaren zu Beginn der Partnerschaft sehr klar. Andere Beziehungen fangen eher zufällig und unscheinbar an. Doch wer eine langfristige, glückliche Partnerschaft führen möchte, kommt früher oder später unweigerlich an den Punkt, an dem er sich entscheiden muss:

- Will ich diese Beziehung?
- Bin ich bereit, etwas in ihre Pflege zu investieren?
- Bin ich bereit, meine eigenen Bedürnisse denen der Partnerschaft unterzuordnen?

Sich bewusst für eine Beziehung zu entscheiden heisst nicht, das eigene Selbst völlig aufzugeben. Ja, Sie dürfen auch manchmal egoistisch sein. Aber eine Beziehung ist kein Selbstläufer und muss gepflegt werden – zuweilen auf Kosten der eigenen Bedürfnisse.

Stärken Sie die Verbundenheit

Das Beste, was Sie Ihrer Beziehung schenken können, ist Zeit. Denn wer echte Nähe und Vertrautheit sucht, muss Zeit für Aufmerksamkeit und Zuwendung haben. Nähe entsteht nicht zwischen Tür und Angel. Wie Sie die Zeit mit Ihrem Partner füllen, ist Ihnen überlassen. Doch nutzen

Sie sie für eine echte Begegnung, lernen Sie einander immer wieder neu kennen. Es gibt nicht die eine und einzige goldrichtige Aktivität, die Paare zusammenschweisst. Und keine Angst: Sie müssen keinen Tandem-Bungee-Sprung wagen oder eine Wüste durchqueren, um das Wir-Gefühl in Ihrer Beziehung zu stärken (ausser natürlich, Sie beide möchten das).

DINGE, DIE GUTTUN

Unten finden Sie eine Liste von Aktivitäten, die Raum für Gespräche und Begegnung bieten. Setzen Sie sich mit Ihrem Partner zusammen und machen Sie Ihre eigene Liste mit Aktivitäten, die Sie beide schätzen. Tun Sie Ihrer Beziehung etwas Gutes und planen Sie diese Dinge fest in Ihre Agenda ein.

- Spazieren gehen
- Miteinander essen gehen
- Im Kino einen Film anschauen
- Wellness
- ...

Banges Schweigen – was, wenn wir uns nichts zu erzählen haben?

Manche Paare haben Angst vor gemeinsamen, ruhigen Aktivitäten, weil sie befürchten, sie könnten sich nichts zu erzählen haben. Viele Leute sitzen dabei dem Irrtum auf, dass sie so oder so schon alles über ihren Partner wissen, weil sie vielleicht schon jahrzehntelang zusammen sind.

TIPP *Ein Candlelight-Dinner in einem schönen Restaurant kann nicht zehn Jahre des Schweigens ausgleichen. Pflegen Sie einen regelmässigen Austausch. Beugen Sie einer Entfremdung vor, indem Sie Ihren Partner darüber auf dem Laufenden halten, was Sie beschäftigt. Und fragen Sie nach, was bei ihm gerade aktuell ist.*

Tatsache ist: Je länger Paare zusammen sind, desto weniger fragen und erzählen sie einander. Geben Sie Ihrem Partner immer mal wieder ein Update, was Sie gerade im Beruf oder privat beschäftigt, wovon Sie träumen oder was Ihnen zurzeit vielleicht Bauchweh macht. Was für Sie klar und zentral ist, ist für Ihren Partner möglicherweise ganz neu.

Mehr Informationen zum regelmässigen Austausch finden Sie im Kapitel «Entwicklungsschere und permanenter Austausch» (Seite 120).

Bei allem Wir-Gefühl: Bleiben Sie sich selber treu

Das Wir-Gefühl in Ihrer Beziehung aufzubauen, zu pflegen und zu stärken heisst nicht, dass Sie sich dabei verleugnen und Ihre Bedürfnisse vergessen müssen. Bleiben Sie sich treu. Denn wer keine Identität hat und nicht über seine Wünsche und Ziele Bescheid weiss, ist letztlich auch für den Partner uninteressant.

So paradox es klingen mag: Die meisten Menschen wünschen sich einen Partner mit klaren Vorstellungen und Bedürfnissen, mit Ecken und Kanten. Ein Gegenüber wie ein Fähnlein im Wind ist unattraktiv, auch wenn dadurch vielleicht mancher Konflikt vermieden werden kann. Konturen, klare Meinungen und Ansichten zeugen von einer eigenen, profilierten Persönlichkeit, von Charakterstärke und Zielstrebigkeit. Das fasziniert und gibt einem das Gefühl, einen interessanten Menschen als Partner zu haben. Ist jemand zu angepasst und bringt sich zu wenig in die Partnerschaft ein, wird diese Person eher als fade und langweilig wahrgenommen, was der Beziehung tendenziell abträglich ist.

Zeigen Sie Profil

Das Entdecken und die Festigung der eigenen Persönlichkeit gehört zu den wichtigsten Entwicklungsaufgaben zwischen dem 14. und 22. Lebensjahr. Wer eine längerfristige Partnerschaft eingeht, sollte diese Phase idealerweise abgeschlossen haben. Denn die Bildung der Paaridentität fällt leichter, wenn beide Partner ihre Persönlichkeit bereits ausgeprägt haben. Dagegen kann es zu Schwierigkeiten kommen, wenn jemand seine Bedürfnisse gegenüber dem Partner vertreten und sich abgrenzen muss, obwohl er die eigenen Wünsche und Lebensvisionen noch gar nicht so genau kennt oder diese sich immer wieder ändern. Je besser beide Partner ihre Bedürfnisse kennen und mitteilen können, desto einfacher wird es im Alltag, diese unter einen Hut zu bringen. Wenn beide Partner wechselseitig Offenheit, Fairness und Toleranz mitbringen, erhält das Sich-Wetzen an den Bedürfnissen des anderen die positive Spannung der Beziehung.

WÜNSCHE, BEDÜRFNISSE, ZIELE: **ZWEI ÜBUNGEN**

Machen Sie diese Übung jeder für sich. Nehmen Sie sich Zeit und machen Sie einen Check-up, was für Sie im Leben wichtig ist. Füllen Sie die Spalten der Tabelle mit jeweils mindestens drei Einträgen:

Meine Wünsche	**Meine Bedürfnisse**	**Meine Ziele**
Aktivitäten, Erlebnisse oder Dinge, von denen ich spüre, dass ich sie gerne hätte, aber ohne die ich auch gut auskomme: …	Aktivitäten, Erlebnisse oder Dinge, die ich mir nicht nur wünsche, sondern die ich auch vermisse, wenn sie nicht da sind: …	Konkrete Pläne, die Teil meines Lebensentwurfs sind und die ich unbedingt realisieren möchte: …

Setzen Sie sich anschliessend mit Ihren beiden Listen zusammen und diskutieren Sie die Inhalte:

- In welchen Punkten passen Ihre Listen gut zusammen?
- Gibt es Dinge, die Sie beim anderen überraschen?
- Wie gut können Sie Ihre Bedürfnisse alleine beziehungsweise mit Ihrem Partner ausleben?
- Wo gehen Ihre Wünsche, Ziele und Bedürfnisse auseinander?

Hier eine zweite Übung, die Sie dabei unterstützt, die Frage der Bedürfnisse konkret anzugehen (jeder Partner macht den ersten Teil der Übung unabhängig für sich):

Nehmen Sie zwölf Karteikärtchen zur Hand und schreiben Sie auf jedes Kärtchen einen Begriff, der Ihnen in der Beziehung wichtig ist, zum Beispiel Treue, Nähe/Verbundenheit, Entwicklung, Freiheit, Abwechslung, Unterstützung, Sexualität, Wachstum usw. Bringen Sie dann Ihre Kärtchen in eine Pyramidenform: Das stärkste Bedürfnis steht an der Spitze, gefolgt von weiteren starken Bedürfnissen direkt unterhalb usw., bis zur Basis der Pyramide, wo Sie die Begriffe hinlegen, die Ihnen am wenigsten wichtig sind.

Vergleichen Sie anschliessend Ihre Pyramiden: Wo erkennen Sie Übereinstimmungen, wo Unterschiede? Diskutieren Sie diese und beachten Sie dabei die Kommunikationsregeln (Seite 78). Wenn Sie erkennen, dass Ihre Bedürfnisse sehr weit auseinandergehen und grundlegende Differenzen bestehen, holen Sie sich Impulse aus Kapitel 5, «Toleranz und Fairness» (Seite 125).

GUT ZU WISSEN *Wissen, was man will, heisst nicht, dass man egoistisch oder unflexibel ist. Je genauer Sie Ihre Bedürfnisse kennen, desto besser können Sie zusammen mit Ihrem Partner die Beziehung so gestalten, dass sie für Sie beide stimmt. Nur so hat Ihre Beziehung auch längerfristig eine Chance. Wenn Sie Ihre Bedürfnisse über Jahre hinweg zurückstellen, jenen des Partners unterordnen oder sie verleugnen, werden sie sich anstauen und sich irgendwann in Frustrationen, Aggressionen oder psychosomatischen Beschwerden entladen.*

Wann kommt das Ich vor dem Wir?

Es gibt keinen Regelkatalog, der Ihnen sagt, wann Sie auf die Befriedigung eigener Bedürfnisse pochen dürfen und welche Konsequenzen dies für Ihre Partnerschaft hat. Sie müssen als Paar immer wieder neu aushandeln, welchen Weg Sie gehen möchten. Die Prioritätensetzung zwischen den persönlichen Bedürfnissen und jenen des Partners ist ein konstanter Prozess.

Egal, ob Sie das Wochenende planen, ein Auto kaufen, die Pille absetzen oder getrennte Schlafzimmer einführen wollen – bedenken Sie, dass Sie Teil eines Zweierteams sind, wenn Sie Entscheidungen treffen. Diskutieren Sie die Optionen und vor allem auch die Konsequenzen vorher miteinander. Weitere Tipps, wie Sie mit auseinandergehenden Vorstellungen zurechtkommen, finden Sie im Kapitel «Mit unterschiedlichen Bedürfnissen zurechtkommen» (Seite 40).

HINWEIS *Machen Sie sich immer wieder klar: Ihr Partner ist kein Hellseher. Nur wenn Sie ihm Ihre Wünsche mitteilen, kann er darauf auch Rücksicht nehmen.*

Raum schaffen für die Pflege der Partnerschaft

Würden Sie einen wichtigen Geschäftstermin kurzfristig absagen, nur weil Sie gerade etwas müde sind? – Eben. Geben Sie auch Ihren «Beziehungsterminen» Priorität und kämpfen Sie darum, dass sie eingehalten werden.

Das Leben ist hektisch geworden. Der moderne Mensch presst seine Tage bis auf die letzte Minute aus, damit ja kein Moment ungenutzt verstreicht. Karriere, Familienanlässe, Freizeitaktivitäten und Termine mit Freunden werden derart dicht geplant und aneinander vorbeijongliert, dass man der einzelnen Begegnung kaum mehr ausreichend Bedeutung beimessen kann und sich das eine Erlebnis kaum noch vom anderen unterscheiden lässt.

INFO *Hektik, Staus, überfüllte Pendlerzüge, die Hetze von einem Termin zum andern, Multitasking: Die täglichen Widrigkeiten und der Freizeitstress werden in vielen Studien von den Befragten als grösste Belastung im Alltag beschrieben.*

Eine komplett durchgeplante Agenda ist ein denkbar schlechter Nährboden für eine gesunde Beziehung. Hinzu kommt, dass dieser Aktivismus an eine zunehmende Aussenorientierung gekoppelt ist: Beruf, Freunde, Hobbys oder Herkunftsfamilie – das alles lockt uns weg von zu Hause, weg von der Beziehung.

Viele Leute unterschätzen die wahren Zeitfresser im Alltag: Es sind überraschend oft nicht die grossen Projekte und Probleme, sondern die Summe vieler kleiner Tätigkeiten und Zerstreuungen. Auch die Freizeit ist oft derart durchgeplant, dass sie keinen Erholungscharakter mehr hat. Ruhige Paarzeiten sind in den meisten Beziehungen rar wie Oasen in der Wüste. Dabei hätten sie genau die gleiche, wunderbare Rolle: nämlich Erholungsgebiete für Körper und Seele zu sein.

DER KUCHEN DER ZEIT

Zeit ist ein rares Gut: Vermutlich kennen Sie das Gefühl. Aber wissen Sie auch wirklich, wie Sie Ihre Tage und Wochen verbringen? Diese Übung hilft Ihnen, das herauszufinden.

Erstellen Sie zunächst eine Liste mit allen Aktivitäten, die Sie während einer durchschnittlichen Woche erledigen – vom Beruf über Hobbys und Kinderbetreuung bis hin zur Hausarbeit.

Wenn Sie alle Aktivitäten aufgelistet haben, erstellen Sie zwei «Zeitkuchen». Im Kreis links zeichnen Sie ein, wie viel Zeit Sie für diese Dinge im Moment tatsächlich investieren, im Kreis rechts zeichnen Sie ein, wie viel Zeit Sie idealerweise dafür aufwenden möchten.

Ist-Kuchen | Wunsch-Kuchen

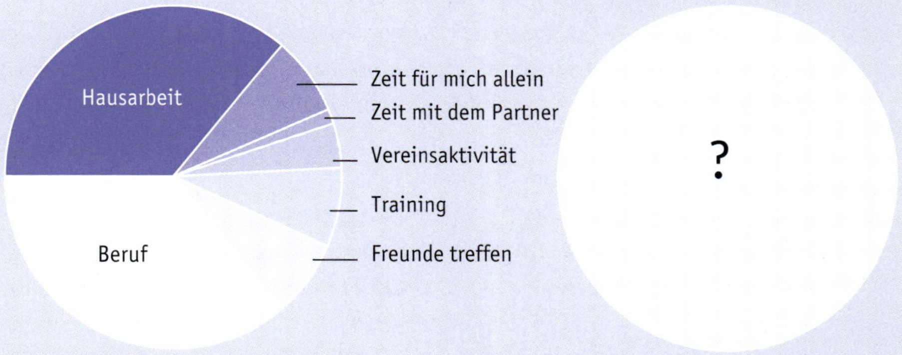

Beantworten Sie sich anschliessend folgende Fragen:

- Wie sehr ähneln sich die beiden Kuchen?
- Womit verbringen Sie mehr Zeit, als Ihnen lieb ist?
- Was kommt im Ist-Zeitkuchen zu kurz?
- Gibt es Kuchenstücke, die Sie schmaler machen könnten, um mehr Zeit für andere zu gewinnen?

Deshalb braucht Ihre Beziehung Ruhe und Musse

Zeit zu haben ist in einer Beziehung nicht einfach ein schöner Luxus. Es ist eine Notwendigkeit. Denn gewisse Dinge, die eine Partnerschaft gesund und erfüllend erhalten, lassen sich ganz einfach nicht zwischen Tür und Angel oder mit einem schreienden Kind auf dem Arm erledigen. Wie wollen Sie erfahren, wie es Ihrem Partner wirklich geht und was ihn beschäftigt, wenn Sie nach der Arbeit nur rasch die Sporttasche schnappen und das Haus gleich wieder verlassen? Wie wollen Sie echte Unterstützung bekommen oder geben, wenn Sie jeden Tag bis spät in die Nacht arbeiten? Und wie wollen Sie eine erfüllte Sexualität leben, wenn Ihre Tage und Abende derart vollgepackt sind, dass Sie ausgepumpt ins Bett fallen? Das Leben und die Natur stehen in einem permanenten Wechsel zwischen Anspannung und Entspannung. Das zeigt sich im Rhythmus von Tag und Nacht, aber auch in den Jahreszeiten. Genau wie die Natur im Winter zur Ruhe kommen muss, um sich auf einen sprühenden Frühling vorzubereiten, braucht auch eine Beziehung Phasen der Stille.

Der Beziehung Priorität geben

Fakt ist: Zeit ist eine begrenzte Ressource. Wenn Sie mehr davon für Ihre Beziehung reservieren wollen, müssen Sie sich das ganz bewusst einrichten. Und das kann neben Job und anderweitigen Verpflichtungen ziemlich anspruchsvoll sein. Bleiben Sie dran und lassen Sie Ihre Beziehung neben Arbeit, Freunden, Kindern und Hobbys nicht zum Lückenfüller werden. Machen Sie Musse mit Ihrem Partner zu einer Priorität und nicht zur Alternativbeschäftigung, die lediglich die Zeit abbekommt, die nach allem anderen gerade noch übrig ist.

Planen Sie Paarzeiten bewusst ein

Überlassen Sie Ihre Zeit zu zweit nicht dem Zufall. Machen Sie einen Termin für sich und Ihren Partner und schreiben Sie ihn in die Agenda ein, wie Sie es auch mit einem Geschäftstermin machen würden. Ist er einmal abgemacht, kann er nicht so leicht wieder verschoben oder gekippt werden. Viele Paare schätzen es, einen Abend pro Woche fix als Paarabend zu bestimmen. Für Eltern ist es so einfacher, eine regelmässige Kinderbetreuung zu organisieren, und vielbeschäftigte Paare können ihre Termine leichter abstimmen.

TIPP *Eine gemeinsame Agenda hilft bei der Planung. Sei es nun in Form eines Kalenders am Kühlschrank oder elektronisch und von überall her abrufbar im Internet.*

Schaffen Sie einen Rhythmus in der Familie
Wenn Kinder da sind, wird die gemeinsame Zeit am Abend zum raren Gut. Aber gerade dann ist es schön, die Erlebnisse des Tages teilen zu können. Wenn der Kampf ums Zubettgehen mit den Kindern bis spät in den Abend hinein dauert, bleibt keine Energie mehr für Gespräche, geschweige denn für ein genussvolles Sexualleben. Ein fester Rhythmus und vernünftige Bettzeiten für Kinder helfen, Zeit für die Zweisamkeit zu schaffen.

TIPP *Bringen Sie Ihre kleineren Sprösslinge rechtzeitig zu Bett und führen Sie für ältere «Zimmerzeiten» ein mit Malen, Lesen oder Musik. So schaffen Sie für alle Familienmitglieder wohltuende Rückzugszeiten am Ende des Tages.*

Weitere Tipps, wie Sie den Tag mit kleinen Kindern stressfrei zu Ende bringen, finden Sie im Beobachter-Ratgeber «Motivierte Kinder – zufriedene Eltern» von Sarah Zanoni (Beobachter-Edition, Zürich 2012).

Verstecken Sie die Fernbedienung
Es ist verlockend, sich nach einem anstrengenden Tag zurückzulehnen und vor dem Fernseher zu entspannen. Gönnen Sie sich das, wenn es Ihnen gefällt. Zusammen durch die Kanäle zu zappen, ist allerdings meistens verlorene Paarzeit, weil sich die wenigsten anschliessend über das Gesehene austauschen. Wenn Sie von der Paarzeit profitieren wollen, sollten Sie beide im Zentrum stehen und sich wirklich Zeit füreinander nehmen.

Haben Sie Mut zur Langeweile
Mussestunden zu geniessen ist manchmal gar nicht so einfach. Viele Menschen haben es schlicht verlernt, Zeit in Ruhe und ohne äussere Stimulation zu verbringen.

Lernen Sie, sich in der Entspannung wieder wohlzufühlen, und füllen Sie Paarzeiten nicht vorschnell mit allzu viel Betrieb. Geniessen Sie zusammen eine Tasse Tee oder ein Glas Wein. Unternehmen Sie einen Spaziergang oder spielen Sie gemeinsam eine Partie Karten. Seien Sie einfach füreinander da. So ermöglichen Sie, dass eine wirkliche Begegnung stattfinden kann: eine kleine liebevolle Berührung, ein persönliches Gespräch, ein guter Abend, ein Moment der Zweisamkeit.

TIPP *Stellen Sie mit Ihrem Partner eine Liste von geruhsamen Aktivitäten zusammen, die Sie beide geniessen. Listen Sie sowohl Dinge auf, die Sie für eine halbe Stunde oder eine Stunde tun können, als auch Dinge, mit denen Sie einen Abend füllen. Damit verhindern Sie, dass Sie zusammensitzen und sich nach kurzer Zeit langweilen, weil Ihnen die Ideen ausgehen. Gerade nach einer längeren Phase ohne Paarzeiten gerät man leicht aus der Übung. Dann gilt es, die gemeinsame Zeit neu zu entdecken und zu füllen. Dazu kann eine Vorbereitung hilfreich sein.*

Mit unterschiedlichen Bedürfnissen zurechtkommen

Jeder Mensch sucht in einer Beziehung etwas anderes: Leidenschaft, Bestätigung, Unterstützung, Verbindlichkeit, Halt, Geborgenheit … Machen Sie sich klar, was Sie suchen – und finden Sie heraus, ob Ihr Partner mit derselben Schatzkarte gräbt.

Das Wir-Gefühl ist eine wichtige Basis für eine glückliche Partnerschaft. Wer nicht als Einzelkämpfer, sondern als Team unterwegs ist, erreicht ganz einfach mehr. Und es ist ein tragendes Gefühl, zu wissen, dass man sich auf den anderen verlassen kann und dass man füreinander da ist, um die Anforderungen des Alltags zu bewältigen.

Welcher Beziehungstyp sind Sie?

Die Ausgestaltung und Intensität des Wir-Gefühls ist Definitionssache eines jeden Paares. Beide Partner müssen gemeinsam festlegen, wie viel Nähe und Distanz, wie viel Gemeinsamkeit und Individualismus sie brauchen, denn die ideale Beziehung sieht für jeden anders aus. Abhängig

ÜBERSICHT: DREI BEZIEHUNGSTYPEN (NACH JOHN GOTTMAN)

Wertschätzend

Wertschätzende Typen führen liebevolle, verständnisvolle und mitfühlende Beziehungen. Toleranz und Respekt für die Persönlichkeit des Partners sind wichtig. Anliegen und Erzählungen des Partners werden wohlwollend aufgenommen. Solidarität, Unterstützung und das Finden von Kompromissen sind diesem Paartyp wichtig. Leidenschaft steht weniger im Zentrum als gegenseitiges Verständnis und Füreinander-da-Sein (starkes Wir-Gefühl).

Impulsiv

Impulsive Partnerschaften charakterisieren sich durch eine tragfähige, liebevolle und vor allem auch leidenschaftliche Beziehung, in der die Fetzen fliegen, aber auch viele Momente der Zärtlichkeit, Liebe und Fürsorge Platz haben. Dieser Typus neigt dazu, sich bei Konflikten heftig zu streiten und den Partner in der Hitze des Gefechts schon mal zu beleidigen und abzuwerten. Streitereien enden aber meist wohlwollend und liebevoll, Absurdität und Heftigkeit der gemachten Äusserungen werden erkannt und relativiert. Zärtlichkeiten, Liebesbekundungen und Zuneigung überwiegen die negativen Ausbrüche unter dem Strich deutlich. Diese Paare zeichnen sich aus durch einen dynamischen Beziehungsstil mit starkem Wir-Gefühl und hoher Verbundenheit. Durch das Sich-Wetzen aneinander in Konflikten bleibt die Beziehung lebendig und längerfristig attraktiv.

Vermeidend

Bei vermeidenden Paaren köchelt die Liebe auf kleiner Flamme. Die Partner streiten wenig, tauschen aber auch kaum Zärtlichkeiten aus. Vermeidende Typen legen viel Wert auf Selbstbestimmung, Freiheit und Distanz und führen häufig Fernbeziehungen oder leben unter einem Dach mit getrennten Bereichen. Beziehungen von vermeidenden Typen weisen ein eher niedriges Wir-Gefühl auf, können dessen ungeachtet jedoch lange dauern und einvernehmlich sein.

vom Wir-Gefühl lassen sich jedoch gewisse Beziehungsstile unterscheiden. Die Paarpsychologie kennt im Wesentlichen drei positive Beziehungstypen: wertschätzende, impulsive und vermeidende Partnerschaften (siehe Kasten Seite 41).

Da sich meist Partner zusammenfinden, welche eine gewisse Ähnlichkeit aufweisen (siehe Kapitel «Passen Sie zusammen? Müssen Sie überhaupt?», Seite 26), stellt der Beziehungstyp in der Regel das Zusammenspiel beider Partner dar und bildet damit die jeweilige Partnerschaft ab. Es kann jedoch auch sein, dass die Bedürfnisse nach Nähe und Distanz auseinandergehen und sich ein Paar keinem klaren Typ zuordnen lässt.

Die Beziehungstypen, wie sie im Kasten auf Seite 41 beschrieben werden, sind mehr oder weniger stabil. Ein Paar mit einem impulsiven Stil wird also in seinem Leben stets «feurige», leidenschaftliche Auseinandersetzungen führen wollen und nicht plötzlich Distanz und Ruhe suchen. Der wertschätzende Typ allerdings kann mit der Zeit an Spannkraft und Attraktivität verlieren und in den vermeidenden Typ übergehen, bei dem beide Partner einander wohlwollend leben lassen, jedoch nur noch wenig Berührungspunkte haben.

HINWEIS *Kein Beziehungstyp ist besser als der andere. Entscheidend ist, dass die Partner sich einig sind, wie ihre Beziehung aussehen soll, und dass sie mit ihrem Beziehungstyp zufrieden sind.*

Übrigens: Lassen Sie sich nicht vorschnell zu einer Bewertung der verschiedenen Typen verleiten. Es gilt: Jedes Paar soll seinen eigenen Stil finden und nach seiner Fasson selig werden. Den wertschätzenden Beziehungsstil beispielsweise, welcher in der Paartherapie lange als Modellbild einer glücklichen Beziehung angesehen wurde, betrachtet man heute durchaus kritischer. Denn hier werden Konflikte zwar einvernehmlich und ruhig gelöst, doch fehlt bisweilen der «Pfeffer», und die stets angestrebte Harmonie kann monoton werden.

Wie passen unterschiedliche Bedürfnisse der Partner zusammen?

Die genannten Beziehungstypen bilden Partnerschaftsmuster ab. Dahinter stehen persönliche Bedürfnisse und Kommunikationsstile jedes Part-

WELCHEM PARTNERSCHAFTSTYP WÜRDEN SIE SICH ZUORDNEN?

Hier werden die unterschiedlichen Beziehungstypen nochmals vorgestellt. Mit welchem Typ können Sie sich am meisten identifizieren?

- Unsere Beziehung ist prickelnd, stimulierend, anregend, dynamisch und lebendig, getragen von Respekt, Liebe und Achtung, aber auch von klaren Positionen und unserem Bemühen, dem anderen diese aufzuzeigen. Konflikte haben Platz und können durchaus auch heftig verlaufen. Doch immer wieder obsiegt die Nähe und Verbundenheit zwischen uns. (Impulsive Partnerschaft)

- Unsere Beziehung ist eingeschliffen, vorhersehbar, ruhig und ausgewogen. Es ist ein friedliches, respektvolles Zusammenleben, ohne viele Konflikte und Auseinandersetzungen, aber auch ohne Leidenschaft. Beide haben ihre Freiheiten und Nischen, und das Beziehungsarrangement stimmt so für uns. (Vermeidende Partnerschaft)

- Unsere Beziehung ist wertschätzend, rücksichtsvoll, getragen von gegenseitigem Verständnis und dem Bemühen, Harmonie in der Beziehung zu erhalten. Konflikte sind selten, und wenn es doch dazu kommt, finden wir schnell Lösungen. Spannungen werden vermieden. Wir sind eng miteinander verbunden. (Wertschätzende Partnerschaft) ■

ners, die sich auf der Paarebene in einem Stil beschreiben lassen. Trotz eines gewissen Partnerschaftsstils können Partner sich phasenweise oder im Verlauf der Beziehung zusehends auseinanderentwickeln. Dann bewegt sich das Paar entweder in einen neuen Beziehungsstil (z. B. vom wertschätzenden in einen vermeidenden Stil) oder aber der Beziehungsstil stimmt nicht mehr und erzeugt Unzufriedenheit bei einem oder beiden Partnern.

Konflikte als Chance

Ähnliche Wünsche, Bedürfnisse und Ziele sind günstig für eine längerfristig stabile und zufriedenstellende Partnerschaft. Vor lauter Ähnlichkeit könnte da schon mal der Gedanke aufkommen, dass nur eine harmonische, konfliktfreie Beziehung schön und erstrebenswert ist.

GUT ZU WISSEN *Ähnlichkeit zwischen den Partnern macht das an sich recht komplizierte Unterfangen «Beziehung» sicherlich einfacher. Aber das heisst nicht, dass Sie keine Konflikte haben dürfen. Im Gegenteil: Streiten Sie sich ruhig!*

Beziehungen ohne Meinungsverschiedenheiten segeln in gefährlichen Gewässern. Wer nie aneckt, lässt sich – vielleicht ganz glücklich und sorglos – in eine Sackgasse treiben. Denn trotz aller Ähnlichkeit sind zwei Menschen nie gleich, sondern haben immer mal wieder unterschiedliche Ansichten und Bedürfnisse, die zu Spannungen und Auseinandersetzungen führen. Diese sind zwar in der Regel nicht so heftig, wie wenn beide Partner von Natur aus sehr verschieden sind. Und doch gehören diese Differenzen zu einer Partnerschaft dazu – und haben auch durchaus ihre positiven Seiten: Sie sind das Salz einer Beziehung, der Motor für Weiterentwicklung und Wachstum jedes einzelnen Partners und der Beziehung. Sie ermöglichen wichtige Standortbestimmungen, dann und wann eine Neukalibrierung des Systems und das Aushandeln gemeinsamer Lösungen.

GUT ZU WISSEN *Wenn Partner sich aneinander «reiben», bleibt die Spannung in einer Partnerschaft bestehen. Das gibt der Beziehung die Chance, zu wachsen und zu gedeihen.*

Gehen Sie immer mal wieder über die Bücher

Spannungen entstehen nicht nur aufgrund unterschiedlicher Bedürfnisse, Ziele und Wünsche, sondern auch durch eingeschliffene Rollenmuster, die der eine Partner mit der Zeit möglicherweise als störend und unbefriedigend erlebt. Wenn in der Beziehung beispielsweise immer die gleiche Person am Steuer steht und den Kurs bestimmt, so mag das gut gehen – bis der Partner eines Tages das Beiboot wassert und davonrudert. Da wäre es vermutlich günstiger gewesen, die beiden hätten sich um die Rolle des Steuermanns gestritten und faire Lösungen gesucht.

Menschen verändern sich im Verlauf der Zeit und mit ihnen ihre Bedürfnisse, Ansichten, Einstellungen, Ziele und Ansprüche. Auch wenn sich zwei Partner zum Zeitpunkt der Paarbildung sehr ähnlich waren, heisst dies nicht, dass sie es auch nach zehn Jahren noch in gleichem Masse sind. Deshalb bieten Beziehungen konstant Stoff für Auseinandersetzungen, für Aussprachen über die neuen Bedürfnisse und Ziele. Nutzen Sie die Reibungsfläche für ein gesundes Wachstum Ihrer Beziehung und für Ihr persönliches Gedeihen und Befinden. Entscheidend ist, dass Sie gemeinsam konstruktive Lösungen finden.

Schauen Sie zu Ihrer Beziehung, aber auch zu sich selbst

Es ist die vielleicht grösste Herausforderung für jeden Partner, das Wohl der Beziehung den eigenen Bedürfnissen voranzustellen, ohne sich selber aus den Augen zu verlieren. Dabei gilt es zu bedenken, dass es jedem Einzelnen (Ich) nur so gut gehen kann, wie es der Beziehung (Wir) geht – sofern man sich in der Beziehung wirklich engagiert. Zugleich muss das Ich gesund und zufrieden sein, damit das Wir gedeiht. Deshalb sollten Sie Ihre Bedürfnisse, Wünsche und Ziele nie verleugnen müssen, sondern sie rechtzeitig ansprechen und gemeinsam mit Ihrem Partner Lösungen finden. Sie sollen Ihre Hobbys pflegen, Zeit mit Freunden verbringen, sich weiterbilden und eigene Projekte verwirklichen können, wenn das Dinge sind, die Ihnen guttun. Wägen Sie jedoch sorgfältig ab, was Sie alleine tun und warum, denn Aktivitäten ohne den Partner gehen auf Kosten des Wir-Gefühls.

INFO *Eine intakte Partnerschaft ist die wichtigste Voraussetzung für Ihre Lebenszufriedenheit, Ihr Wohlbefinden und Ihre Leistungsfähigkeit. Eine Investition in die Partnerschaft ist damit indirekt auch immer eine Investition in sich selber.*

Eine gesunde Partnerschaft erfordert ein stetiges Ausbalancieren von eigenen Bedürfnissen, Wünschen und Zielen auf der einen Seite und von dem, was Ihre Beziehung braucht, auf der andern Seite. Betrachten Sie Zugeständnisse an die Beziehung nicht als «verlorenes Territorium». Denn Sie stärken damit die Partnerschaft, die ihrerseits eine wichtige Ressource für Ihr Befinden und Glück darstellt.

Die immer gleiche Frage: Wer hat recht?

Selbst wenn den Beteiligten klar ist, dass die Pflege der Beziehung auch dem eigenen Vorteil dient, gibt es doch immer wieder Situationen, in denen die eigenen Bedürfnisse einem wichtiger erscheinen als diejenigen des Partners. Vielleicht möchten Sie ein neues Sofa kaufen, Ihr Partner möchte das Geld hingegen lieber für eine erholsame Ferienwoche ausgeben. Sie argumentieren, es sei sinnvoller, den Betrag für etwas Bleibendes auszulegen. Ihrem Partner scheint es dagegen wichtiger, gemeinsam in ein schönes Erlebnis zu investieren, Energie zu tanken und sich mal wieder etwas zu gönnen. Beide Standpunkte sind nachvollziehbar – und beide Partner möchten vielleicht wissen, wer recht hat, oder beharren darauf, dass ihr Bedürfnis wichtiger ist. Diskussionen dieser Art sind jedoch in aller Regel wenig fruchtbar, denn «richtig» und «falsch» gibt es in solchen Situationen nicht. Soziale Normen oder Lösungswege anderer Paare können zwar Anhaltspunkte bieten, aber letztlich wird Ihre Beziehung nicht von anderen gelebt, sondern nur von Ihnen beiden. Und deshalb zählen beim Finden von Kompromissen – und die sind vielleicht auch mal unorthodox oder sogar unerhört – nur Sie beide.

GUT ZU WISSEN *Es gibt keinen objektiven Massstab, welches Bedürfnis in einer Situation das wichtigere ist. Die Frage ist allein, ob Sie eine Lösung finden, die für Sie beide stimmt.*

BEZIEHUNGSSÜNDE: DEN ANDERN ÄNDERN WOLLEN

Viele Leute denken, dass sich ihre Probleme schlagartig lösen würden, wenn der Partner endlich nachgäbe und sich ändern würde. Aus der Forschung weiss man aber, dass jene Beziehungsimpulse Erfolg bringen, die man selber initiiert – und nicht jene, die man beim Partner forciert.

Veränderung gelingt dann, wenn man bei sich selber ansetzt oder seinen Partner bittet – nicht zwingt. ■

Vorsicht vor Machtkämpfen

Wenn von uns verlangt wird, Abstriche bei den eigenen Bedürfnissen zu machen, reagieren die meisten von uns ziemlich empfindlich. Sobald wir das Gefühl haben, in unseren Freiheiten eingeschränkt zu werden, verspüren wir den Impuls, diese Freiheiten abzusichern und zu verteidigen. Wir klammern uns noch stärker daran fest, wie das Kind an dem Spielzeug, das man ihm wegzunehmen droht. Wir wehren uns und zeigen Widerstand. Der Fachbegriff für diesen Impuls, sich nichts gefallen zu lassen, wenn man dazu genötigt wird, heisst Reaktanz.

Reaktanz führt dazu, dass sich Menschen in Auseinandersetzungen nicht mehr nüchtern und rational verhalten. In einer Diskussion geht es dann plötzlich nicht mehr nur um das Darlegen der eigenen Position, sondern schlichtweg darum, dass man «gewinnen» oder recht haben möchte. Man schaltet auf stur und reagiert häufig übermässig.

TIPP *Sie stecken in einer Diskussion fest und die Stimmung wird immer gehässiger? Ziehen Sie die Notbremse. Fragen Sie sich ehrlich, ob Sie wirklich noch nach einer Lösung suchen oder einfach nur noch auf Ihrer Meinung beharren, weil Sie recht haben wollen.*

Machtkämpfe können dem Wir-Gefühl eines Paares schaden, weil es nicht mehr um eine konstruktive Problemlösung geht, sondern nur noch darum, wer als «Sieger» aus einer Diskussion hervorgeht. Das bringt Sie nicht weiter, kostet dafür aber viel Energie und richtet nachhaltigen Schaden an. Denn jeder vermeintliche Sieg bringt Verletzungen, Demütigungen und Kränkungen mit sich.

Verbünden Sie sich gegen Schwierigkeiten

Die meisten Paare kommen irgendwann an einen Punkt, an dem sie mit unterschiedlichen Bedürfnissen umgehen müssen. Sei es, was die Führung des Haushalts, die Kindererziehung, die Abgrenzung von der Herkunftsfamilie, die Sexualität, die Karriereplanung oder die Freizeitgestaltung angeht. Das ist normal, und fast immer gibt es eine befriedigende Lösung, wenn sich beide ernsthaft darum bemühen.

SANDRO verbringt den Sonntag am liebsten zu Hause und liest ein Buch oder schaut TV. Seine Freundin Eveline kann mit der Freizeitgestaltung ihres Liebsten gar nichts anfangen. Sie würde viel lieber gemeinsam mit ihm etwas unternehmen. Eveline wirft ihrem Freund vor, auch den schönsten Sonntag drinnen zu verplempern. Sandro dagegen sagt, er könne sich vor lauter Aktivismus kaum erholen, und versteht nicht, warum seine Freundin es sich nicht mit ihm auf dem Sofa gemütlich machen will. Beide nerven sich, dass sie es nicht schaffen, die Sonntage zu geniessen.

Wie Sandro und Eveline geht es vielen Paaren: Sie haben verschiedene Bedürfnisse, die zu allem Übel auch noch in fast entgegengesetzte Richtungen orientiert sind. Und beide wünschen sich vom anderen, dass er sich ändern und anpassen möge. Dabei vergessen sie, dass das Problem nicht beim Partner liegt, sondern zwischen ihnen – es ist ein gemeinsames, externes Problem, das in der Unterschiedlichkeit der Bedürfnisse liegt.

TIPP *Nicht die Bedürfnisse der einzelnen Partner sind die Schwierigkeit, sondern die fehlende Übereinstimmung. Verbünden Sie sich gegen diese Schwierigkeit. Finden Sie gemeinsam einen Kompromiss, statt an den Vorstellungen und Wünschen des anderen zu rütteln.*

So finden Sie einen tragfähigen Kompromiss

Kompromisse haben einen schlechten Ruf: Sie gelten vielen als zweitklassige Lösung, an der niemand wirklich Freude haben kann. Es ist höchste Zeit, sich von diesem Vorurteil zu verabschieden. Denn ein guter Kompromiss ist mehr als einfach der Verzicht beider Parteien auf einen Teil ihrer Forderungen. Die beste Lösung für ein Problem ist möglicherweise eine ganz neue Idee – oder liegt auch einfach nur darin, dass mal des einen, mal des anderen Bedürfnis vorangestellt wird.

Die sechs Schritte in der Tabelle auf Seite 49/50 unterstützen Sie dabei, einen fairen Kompromiss zu finden. In der rechten Spalte sehen Sie, wie das Paar aus dem Fallbeispiel sein Problem angegangen ist.

LÖSUNGEN FINDEN

1. Bedürfnisse klären	Sagen Sie beide konkret, was Ihr Bedürfnis ist und warum Ihnen etwas wichtig ist.	Sandro erklärt, dass er den Sonntag am liebsten zu Hause verbringt, weil er sich dann um nichts kümmern und nichts planen muss. Für ihn stellt dies echte Erholung dar, weil er im Job schon sehr viele Planungsaufgaben wahrnimmt und am Wochenende nicht auch noch Verpflichtungen haben, sondern einfach mal die Seele baumeln lassen möchte. Eveline erklärt, dass sie an einem Sonntag keine riesigen Ausflüge machen möchte, aber es geniesst, sich hübsch zu machen und das Haus zu verlassen. Wenn sie nur daheim rumsitze, habe sie am Abend das Gefühl, den Tag «verpasst» zu haben.
2. Lösungen vorschlagen	Die Partner machen möglichst viele Vorschläge, wie man beiden Bedürfnissen gerecht werden könnte. Achtung: Hier zählt Quantität vor Qualität.	Sandro und Eveline bringen folgende Vorschläge: 1. Jeder bestimmt abwechselnd, was am Sonntag gemacht wird. 2. Eveline übernimmt die Planung für Ausflüge, damit Sandro nichts organisieren muss. 3. Eveline unternimmt ihre Aktivitäten mit Freunden statt mit Sandro. 4. Beide unternehmen nur etwas «Kleines», dafür zusammen, z. B. einen Kaffee trinken gehen. 5. …

3. Lösungen bewerten	Beide Partner bewerten die vorgeschlagenen Lösungen und deren kurz- und langfristige Konsequenzen. Aufgrund dieser Bewertungen treffen sie eine Entscheidung, mit der beide einverstanden sein müssen.	Sandro und Eveline einigen sich darauf, es mit der Lösung Nr. 3 zu versuchen: Eveline plant gemeinsame Aktivitäten mit ihren Freunden. So können beide den Sonntag verbringen, wie es ihnen gefällt. Die beiden einigen sich überdies darauf, die Abende jeweils zusammen und meistens zu Hause zu verbringen.
4. Vorgehen planen	Planen Sie die einzelnen Schritte, falls Ihr Kompromiss Vorbereitungen braucht.	Eveline kontaktiert einige Freunde und macht konkrete Pläne und Termine für verschiedene Unternehmungen.
5. Durchführen	Probieren Sie Ihre Lösung aus.	Eveline macht am nächsten Wochenende mit ihrer besten Freundin einen Ausflug, Sandro bleibt zu Hause und geniesst die Ruhe.
6. Bewerten des Erfolgs	Dieser Punkt geht gerne vergessen. Aber es ist wichtig, zu überprüfen, ob Sie beide mit dem gelebten Kompromiss auch zufrieden sind. Falls nicht, starten Sie den Lösungsprozess erneut.	Sandro und Eveline schätzen es zwar, dass jetzt beide ihre Bedürfnisse ausleben können und dass es wegen der Sonntagsgestaltung keinen Streit mehr gibt. Weil aber beide sonntags gern etwas mehr Zeit miteinander verbringen möchten, entschliessen sie sich, zusätzlich den vierten Lösungsvorschlag auszuprobieren und an jedem zweiten Wochenende gemeinsame kleinere Aktivitäten einzuplanen. Damit finden sie einen guten, für beide stimmigen Rhythmus.

Und wenn sich kein Kompromiss finden lässt?

Auch wenn es schmerzlich ist: Es gibt Bereiche, in denen sich nur schwer Kompromisse finden lassen. Einerseits, weil es die Thematik nicht zulässt, andererseits, weil es persönliche Überzeugungen gibt, von denen man nicht abweichen kann und will.

Zu den nicht verhandelbaren Bereichen gehören für die meisten Paare die Themen Kinderwunsch und sexuelle Exklusivität. Es ist nun einmal nicht möglich, «nur ein bisschen» Kinder zu haben. Auch in intimen, emotionsgeladenen Bereichen wie dem der sexuellen Treue ist das Aushandeln eines Kompromisses mitunter äusserst schwierig oder gar unmöglich. Zwar gibt es auch hier Verhandlungsspielraum (einem Partner reicht es beispielsweise, dass er ausserhalb der Beziehung flirten kann, aber nicht mehr, und der andere ist damit einverstanden), aber solche Kompromisse bleiben oft ein Kraft- und Balanceakt.

HINWEIS *Es kommt vor, dass Paare bei wichtigen Themen und unverzichtbaren Bedürfnissen keine tragfähigen Lösungen finden und nur eine Trennung den Weg frei macht für die Erfüllung der eigenen Anliegen.*

So nötig und wünschenswert echte Kompromisse in einer Partnerschaft auch sind: Manchmal gibt es einfach keinen Mittelweg zwischen zwei Positionen. Oder zumindest keinen, mit dem sich beide Partner einverstanden erklären können. Wie belastend das sein kann, zeigt folgendes Fallbeispiel:

ANINA und ihr Mann Erik wünschen sich beide Kinder. Mit einer Schwangerschaft will es aber einfach nicht klappen. Eine medizinische Untersuchung zeigt, dass Eriks Samenqualität nicht ausreichend ist, um Kinder zu zeugen. Das Paar ist erschüttert, für beide ist ein Lebenstraum geplatzt. Nach einer ersten Phase des Schocks diskutieren die beiden die Alternativen. Ihre Kinderlosigkeit zu akzeptieren, kommt für beide nicht in Frage. Erik favorisiert eine Adoption, Anina bevorzugt die Variante, sich mit fremdem Sperma künstlich befruchten zu lassen. So müsste mindestens sie nicht auf ein leibliches Kind verzichten. Erik spricht sich gegen diese Option aus, da er sie als unfair empfindet.

Nachdem er schon die Unzulänglichkeit der eigenen Unfruchtbarkeit ertragen muss, will er nicht auch noch das Kind «eines fremden Mannes» aufziehen. Doch Anina setzt ihren Wunsch nach einem leiblichen Kind über die Bedürfnisse ihres Mannes und lässt sich künstlich befruchten. Für die Beziehung und das Wir-Gefühl des Paares ist dieser Entscheid einschneidend.

Die meisten Paare haben das Ziel, eine glückliche, stabile Partnerschaft zu führen. Und doch wird sich in Situationen, in denen unterschiedliche Bedürfnisse mit grosser Heftigkeit aufeinanderprallen, immer wieder die Frage stellen, ob die Beziehung der Auseinandersetzung standhält. Viele Probleme lassen sich lösen, wenn beide Partner die nötige Offenheit, Fairness, Toleranz und Anpassungsfähigkeit aufzubringen bereit sind.

Und schliesslich kann bei schwierigen Situationen auch ein Perspektivenwechsel hilfreich sein: Wie wäre es für mich, wenn mein Partner das täte, was ich für mich beanspruche und durchsetze? Wie würde ich mich dabei fühlen? Ist das fair von mir? Und brauche ich es wirklich, ist es so wichtig, dass ich dafür bereit bin, unsere Beziehung zu gefährden oder gar aufzulösen?

3

Eine positive Atmosphäre schaffen

Können Sie ein Konzert geniessen, wenn die Stimmung lausig ist? Vermutlich nicht. In Ihrer Beziehung bestimmen zum Glück Sie den Ton. Lesen Sie in diesem Kapitel, weshalb eine positive Grundstimmung so wichtig ist und wie man sie hinbekommt.

Einander täglich Gutes tun

Küsschen, Blumen, Schokolade – Verliebte laufen zu Beginn einer Beziehung zu spendabler Hochform auf. Wer es schafft, während der ganzen Partnerschaft kleine Aufmerksamkeiten in den Alltag einzustreuen, macht sich und seiner Beziehung das schönste Geschenk überhaupt: eine gute Grundstimmung.

Ob am Fussballmatch, am Konzert oder am Familienfest – die Stimmung entscheidet, ob der Anlass zu einem Erfolg wird oder nicht. Denn wenn die Stimmung gut ist, sieht man auch mal über kleine Patzer hinweg. Und was für Kultur- und Sportanlässe gilt, gilt erst recht für eine Partnerschaft.

Ein Wohlfühlklima stellt sich aber nicht von selbst ein. Sie müssen sich aktiv darum bemühen, dass die Stimmung in Ihrer Beziehung gelöst, vertraut und vor allem liebevoll ist. Für Erfolg sorgen dabei nicht zwingend grosse Gesten und Aktionen, sondern viele kleine Zärtlichkeiten und Aufmerksamkeiten im Alltag.

Langjährige Beziehungen sind meist kein wohltemperierter Spaziergang auf einer rosaroten Wolke. Vielmehr fliegen auch mal die Fetzen, und man sagt vielleicht Dinge, die man später bereut. Machen Sie sich keine Sorgen wegen dieser Ausrutscher. Wie der amerikanische Psychologe John Gottman zeigen konnte, ist es viel wichtiger, dass positive Interaktionen – also ein Lächeln, eine liebevolle Berührung oder ein aufmunterndes Wort – überwiegen.

INFO *Bei glücklichen Paaren überwiegen positive Gesten die negativen mindestens im Verhältnis 5 : 1. Das heisst: Fünf positive Gesten wiegen eine negative auf.*

Wir alle mögen angenehme Dinge

Der Mensch tickt in gewisser Hinsicht ganz simpel. So mögen wir alle angenehme Dinge. Wir sind sozusagen darauf programmiert, schöne Dinge zu suchen und schöne Aktivitäten zu wiederholen.

Wenn wir etwas tun, das für uns mehr positive als negative Konsequenzen hat, werden wir es wieder tun. Tun wir etwas, das uns schadet oder stört, hören wir früher oder später auf damit – immer vorausgesetzt, dass der Schaden grösser ist als der Nutzen. So wird unser Leben zu einem Netzwerk von Erfahrungen, die wir abspeichern und die unsere zukünftigen Handlungen beeinflussen. Wir versehen – teils bewusst, teils unbewusst – alle unsere Handlungen und die Dinge um uns herum mit wertenden «Etiketten». Was eine positive Etikette hat, mögen und suchen wir; was eine negative Etikette hat, lehnen wir ab und meiden es nach Möglichkeit. Wie aber entstehen solche Bewertungen und Etiketten?

Diese fünf Dinge tun uns allen gut

Es gibt fünf Dinge, auf die jeder Mensch von Natur aus positiv reagiert:

- Lächeln: Wer herzlich und ehrlich angelächelt wird, hat automatisch ein gutes Gefühl.
- Zärtlichkeit: Sanfte und wohlwollende Berührungen lösen angenehme Gefühle aus.
- Sexualität: Sexuelle Aktivitäten werden primär als angenehm und lustvoll empfunden.
- Süssigkeiten: Schon Babys mögen Süsses.
- Entspannung: Loszulassen und sich entspannen zu können, ist wohltuend für jeden.

Das Bemerkenswerte an diesen Dingen, die sich natürlich in verschiedenen Facetten zeigen können: Sie wirken auf alle Menschen positiv, ungeachtet des Geschlechts, des Alters oder der Kultur; die wohltuende Wirkung ist quasi angeboren. Zwar können sich die positiven Effekte durch negative Erfahrungen verlieren, so zum Beispiel, wenn man nach dem Konsum von zu viel Süssigkeiten erbrechen muss oder wenn jemand beim Sex Schmerzen empfindet oder Gewalt erlebt. Doch von Natur aus erfahren wir diese Dinge als positiv, sie bereiten Freude und Wohlbefinden.

Unsere positive Lerngeschichte

Neben den universell als angenehm empfundenen Dingen machen wir auch verschiedene Lernerfahrungen. Dabei verknüpfen wir neutrale Dinge oder Situationen mit Erlebnissen und Gefühlen, die positiv oder negativ sind. Solche Verknüpfungen passieren dann, wenn die neutrale Handlung X zeitgleich mit der positiven Situation Y (Lächeln, Süssigkeiten usw.) eintritt oder unmittelbar von ihr gefolgt wird. Somit ruft nun ein vormals neutraler Gegenstand oder eine ursprünglich neutrale Situation angenehme Empfindungen hervor.

Daneben verknüpfen wir auch gedanklich angenehme Erfahrungen mit Situationen oder Gegenständen. Beide Prozesse führen dazu, dass wir im Verlauf des Lebens Einstellungen und Gefühle gegenüber gewissen Dingen und Situationen haben, die in einer bestimmten Qualität eingefärbt sind.

RENÉ hatte einen Grossvater, der in seiner Freizeit jeweils an einem alten Cabriolet bastelte. René durfte ihm bei den Arbeiten am Auto helfen und ihn auch auf den seltenen Ausfahrten begleiten. Noch heute überkommt René, als erwachsener Mann und Jahre nach dem Tod seines Grossvaters, ein warmes Gefühl von Freude und Aufregung, wenn er auf der Strasse ein Auto sieht, wie es sein Grossvater besessen hat.

Das Beispiel zeigt, wie an sich neutrale Situationen zu positiven Erinnerungen werden können, wenn angenehme Einschätzungen und Erfahrungen damit verbunden sind. Für die meisten Menschen wäre das Auto, das bei René ein warmes Gefühl wachruft, einfach nur ein alter Wagen. Aber René teilt mit dieser Art Auto eine Geschichte und verbindet damit viele positive Begegnungen mit einem für ihn wichtigen Menschen.

Solche Erfahrungen machen wir konstant im Leben, in jedem Alter. Und was im Guten funktioniert, kann natürlich auch im Schlechten passieren.

LUKAS geht mit seinen Freunden am Wochenende ins Restaurant essen. Er bestellt Spaghetti alla carbonara, sein Lieblingsgericht. Nach der Mahlzeit verabschiedet er sich bald aus der Runde, weil ihm übel ist. Den Rest des Abends verbringt er zwischen Bett und Toilette und fühlt sich elend. Noch Wochen später lösen Spaghetti bei ihm unangenehme Gefühle aus, und Lukas bestellt künftig etwas anderes.

Damit Ihre Beziehung nicht wie verdorbene Spaghetti wird

Vielleicht fragen Sie sich jetzt, was Ihre Beziehung mit einem alten Auto oder mit verdorbenem Essen zu tun hat. Ganz einfach: Diese Mechanismen machen auch vor unserer Partnerschaft nicht halt.

Wenn wir hier schlechte Erfahrungen machen, wird der Partner oder unsere Beziehung emotional negativ besetzt. Machen wir dagegen positive Erfahrungen, findet eine positive Verknüpfung statt. Wenn Sie in der Beziehung viel Schönes erleben, bekommen Sie ein warmes Gefühl im Bauch, wenn Sie nur schon an Ihren Partner denken. Gibt es hingegen zu viele negative Erfahrungen, geht es Ihnen vielleicht bald wie Lukas mit seinen Spaghetti – und Sie können Ihren Partner nicht mehr riechen.

HINWEIS *Je mehr schöne Dinge Sie mit Ihrem Partner in Verbindung bringen, desto wertvoller wird Ihre Beziehung für Sie.*

Diese emotionale Koppelung von Positivem oder Negativem an Situationen, Gegenstände und Menschen mag nüchtern und unromantisch klingen. Aber so funktionieren wir nun einmal. Das Gute daran ist, dass wir diesen Mechanismus bewusst nutzen können, um die positive «Färbung» einer Partnerschaft zu erhalten.

Kleine Aufmerksamkeiten – Schmiermittel der Liebe

Wenn Paare das Gefühl haben, dass in der Beziehung der Wurm steckt, sind sie immer weniger gern mit dem Partner zusammen und suchen Spannendes vermehrt ausserhalb der Partnerschaft. Wenn sie es umgekehrt schaffen, eine positive Grundstimmung zu kreieren, wird ihre Beziehung zu dem, was sich wohl die meisten erträumen: zu dem Ort, an dem sie sich am liebsten aufhalten und am meisten geborgen fühlen.

Je mehr Sie Ihre Beziehung mit positiven Dingen und Erfahrungen in Verbindung bringen, desto schöner wird die Grundstimmung. Und je besser diese Stimmung, desto erfüllter wird sich Ihre Beziehung gestalten und Alltagswidrigkeiten puffern können. Der Schlüssel dafür liegt in Ihrem Verhalten. Nachfolgend drei Beispiele, die zeigen, wie kleine Aufmerksamkeiten zu einer positiven Grundstimmung beitragen, ohne Ihnen viel abzuverlangen (siehe Tabelle auf der nächsten Seite).

Finden Sie heraus, was Ihnen guttut

Denken Sie nicht zu weit, wenn Sie Ihrem Partner und somit Ihrer Beziehung etwas Gutes tun wollen. Es sind nicht die teuren Ferien in

SO SCHAFFEN SIE EINE GUTE GRUNDSTIMMUNG	
Aufmerksamkeit, Interesse	■ Wahrnehmen, was dem Partner wichtig ist ■ Sich interessiert zuwenden, aktiv zuhören, nachfragen ■ Auf Wünsche und Bedürfnisse eingehen ■ Zugewandte Körperhaltung, nicken ■ Tonfall: interessiert, engagiert, wohlwollend
Lob, Komplimente	■ Lob für das, was der Partner gut gemacht hat ■ Wertschätzung des Partners ■ Anerkennung des Engagements und der Leistungen des Partners ■ Komplimente machen, z. B. zu Aussehen, Fähigkeiten, dem Wesen des Partners ■ Tonfall: wohlwollend, engagiert, ehrlich
Zärtlichkeit, Nähe	■ Zärtlichkeiten wie streicheln, küssen, halten, umarmen, massieren, körperlich lieben usw.

der Karibik oder zeitintensive Aktivitäten, die Ihre Beziehung am meisten bereichern, sondern die kleinen Gesten und Aufmerksamkeiten des Alltags. Diese können unterschiedlich aussehen – jeder muss selber herausfinden, welche kleinen Zeichen der Liebe und Zuneigung für ihn selbst und für den Partner richtig und wichtig sind.

So setzen Sie positive Zeichen im Alltag

Zuerst müssen beide Partner wissen, was dem anderen gefällt. Zu diesem Zweck überlegen Sie sich beide (unabhängig voneinander), was Sie tun können, um dem Partner Freude zu bereiten. Gehen Sie folgenden Fragen nach:

- Was kann ich im Alltag tun, damit es meinem Partner gut geht, damit er Freude hat und sich wohlfühlt?
- Welche Geschenke machen ihm Freude, welche meiner Handlungen, welche Gespräche und Diskussionen mit mir? Wissen Sie noch (oder bereits), welche Bücher der Partner gerne liest, welche Musik er mag,

KLEINE GESTEN – GROSSE WIRKUNG

Nachfolgend finden Sie konkrete, nach Kategorien aufgeteilte Dinge, die einen positiven Einfluss auf die Stimmung in Ihrer Partnerschaft haben können. Welche Zeichen der Aufmerksamkeit schätzen Sie besonders? Ergänzen Sie in allen Kategorien einige persönliche Ideen und bitten Sie Ihren Partner, dasselbe zu tun.

Materielles (Geschenke, Mitbringsel)	Soziale Aufmerksamkeit	Austausch im Gespräch	Aktivitäten, die Spass machen
■ Blumen ■ Wein ■ Pralinen ■ Bücher ■ Kleider ■ Schmuck ■ …	■ Nachfragen, wie es geht ■ Blickkontakt ■ Lächeln ■ Lob ■ …	■ Gespräche über Philosophie, Religion ■ Ideen über Lebensentwürfe austauschen ■ Erinnerungen an gemeinsame Erlebnisse austauschen ■ …	■ Tanzen ■ Massagen ■ Sport, Bewegung ■ Zärtlichkeiten ■ Sexualität ■ Zusammen heimwerken, basteln ■ …

welchen Wein Sie ihm schenken können, welche Blumensorte und -farbe ihm Freude bereiten?

Erstellen Sie nun in einem ersten Schritt eine Liste von positiven Zeichen, welche Sie im Alltag umsetzen können. Prüfen Sie dann gemeinsam, ob die aufgeschriebenen Dinge beim Partner auch wirklich ankommen.

Im zweiten Schritt geht es darum, im Alltag zu bemerken, wenn der Partner etwas von seiner Liste tut. Verwöhnt er mich, indem er früher nach Hause kommt und sich Zeit für mich nimmt? Schenkt er mir Aufmerksamkeit und fragt nach, um mir etwas zuliebe zu tun? Fragen Sie sich gleichzeitig: Was tue ich, um meinem Partner Aufmerksamkeit, Zuneigung und Liebe zu zeigen?

Nehmen Sie ein Blatt zur Hand und schreiben Sie während einer Woche auf, was für positive Zeichen Sie von Ihrem Partner empfangen haben. Bitten Sie Ihren Partner, dasselbe zu tun (er notiert, was er Positives von Ihrer Seite wahrgenommen hat). Machen Sie es sich am Ende der Woche mit Ihren Notizen gemütlich und tauschen Sie sich darüber aus:

- Welche Gesten haben Sie bemerkt?
- Was hat Ihnen besonders gut gefallen und gutgetan?
- Hat eine bestimmte Geste, ein bestimmtes Zeichen Sie zu etwas Neuem inspiriert?

Wenn ein Ungleichgewicht zwischen Ihnen herrscht:

- Wie ist dieses Ungleichgewicht entstanden?
- Gibt es positive Zeichen, die übersehen wurden oder nicht richtig ankamen (Ihr Partner hat Sie zum Beispiel im Geschäft angerufen, um Ihnen etwas Liebes zu sagen, und Sie haben es als Kontrolle oder Störung empfunden)?

HINWEIS *Liegt über längere Zeit ein deutliches Missverhältnis vor, dann sollten Sie dies besprechen und die Ursachen für die Asymmetrie miteinander ergründen. Eine tragfähige und für beide stimmige Partnerschaft erfordert unter dem Strich ein ausgewogenes Geben und Nehmen. Beide Partner sollten sich entsprechend bemühen, ihren Beitrag zu einer positiven Stimmung zu leisten.*

Diskutieren Sie, was Sie sich voneinander wünschen, welche kleinen Aufmerksamkeiten Sie erfreuen würden. Seien Sie grosszügig mit Geben und vermeiden Sie kleinkrämerisches Abwägen. Geben Sie von Herzen, dann wird es in den allermeisten Fällen auch von Herzen zurückkommen.

Wenn diese Gesten so schön sind, warum hören Paare denn damit auf?

Am Anfang einer Beziehung läuft alles ganz von selbst: Der Partner wird mit Aufmerksamkeiten aller Art nur so überhäuft. Und der Austausch von Zärtlichkeiten kann gar derart intensiv sein, dass er in der Öffentlichkeit, von Familie und Freunden als penetrant erlebt wird. Seis drum – den Frischverliebten tut es gut.

Wenn aber diese liebevollen Gesten so wichtig und schön sind – warum hören Paare dann damit auf? Im Wesentlichen gibt es drei Gründe, weshalb die Zeichen der Zuneigung in vielen Partnerschaften mit der Zeit rarer werden: Abnutzung, Entfremdung und soziale Hemmung.

Abnutzung

So profan es klingt: Abnutzung ist ein wichtiger Grund, warum vieles in einer Beziehung nicht mehr von selbst läuft. Nach mehreren Jahren des Zusammenseins ist es normal, beim blossen Anblick des Partners nicht mehr in einen Zustand der Verzückung zu verfallen. Ganz einfach, weil man sich an ihn «gewöhnt» hat. In der Psychologie spricht man von «Verstärkererosion» und meint damit, dass ein belohnender, reizvoller Effekt sich mit der Zeit abnutzt und seine verstärkende Eigenschaft verliert. Nehmen Sie als Beispiel Ihr Lieblingsessen: Wenn Sie es sich jeden Tag kochen, mögen Sie es am Ende der Woche nicht mehr leiden. Es hat seinen verstärkenden Effekt, seinen speziellen Reiz verloren.

HINWEIS *Es ist ein Irrtum zu glauben, dass liebevolle Gesten mit steigender Beziehungsdauer unnötig oder sogar lächerlich werden. Zuneigung muss man zeigen. Die vielen Zeichen der Zuneigung im Alltag halten die Liebe lebendig.*

Dasselbe geschieht in einer Paarbeziehung. Wenn Sie beispielsweise einen attraktiven, schönen Partner haben, sind Sie anfangs von dieser Schönheit und Anmut überwältigt. Das Aussehen Ihres Partners fasziniert und erregt Sie. Nach Jahren des Zusammenseins nehmen Sie die Attraktivität Ihres Partners vielleicht immer noch wahr, doch sie hat nicht mehr die gleiche Wirkung auf Sie. Möglicherweise zieht Sie jetzt eine weniger schöne Person sogar mehr an, weil sie anderes zu bieten hat. Dasselbe geschieht in der Sexualität. Wenn man den Partner das erste Mal auszieht und mit ihm schläft, hat dies einen anderen Effekt, als wenn Sie mit ihm schon über Jahre Sex haben.

Im Alltag gleiten viele Paare in eine Stimmung ab, die sich in etwa mit «Jetzt hab ichs, jetzt weiss ichs – und wir haben uns doch schon so viel geschenkt» umschreiben lässt. Das ist tückisch. Denn kommt eine Beziehung in die Jahre, braucht es mehr Aufwand als früher, damit das Feuer der Liebe weiterbrennt.

Entfremdung

Beziehungen unterliegen einer Wellenbewegung mit Phasen grösserer Nähe und Phasen grösserer Distanz. Es gibt immer wieder Zeiten, in denen sich die Partner voneinander entfernen – weil Belastungen von aussen oder innen der Beziehungssubstanz zusetzen oder sich beide in verschiedenen Projekten engagieren. Ein Schicksalsschlag, ein Jobwechsel, anhaltender beruflicher Stress oder die Ankunft eines Babys sind Ereignisse, die Paare (vorübergehend) vom Kurs abbringen können. Vielleicht bleibt für liebevolle Gesten kaum Zeit. Oder sie werden bewusst zurückgehalten, weil man emotional nicht offen ist oder keine Lust hat, den Partner zu verwöhnen, weil es einem selber nicht gut geht oder man sich unverstanden fühlt. Die Folgen, die diese bewusste oder unbewusste Zurückhaltung für die Beziehung hat, werden oft unterschätzt.

TIPP *Setzen Sie liebevolle Gesten nicht als Druck- oder Belohnungsmittel ein. Tun Sie Ihrem Partner etwas Gutes, ganz ohne besonderen Anlass und ohne Hintergedanken. Je öfter, desto besser.*

Soziale Hemmung

Viele Leute haben das Gefühl, dass Zärtlichkeiten und liebevolle Gesten nicht mehr zu einer «gereiften» Beziehung passen. Das ist ein Irrtum. Warum sollte etwas, das allen Menschen guttut, Frischverliebten vorbehalten sein? Das permanente Werben um den Partner ist während der ganzen Dauer einer Beziehung ein wichtiger Punkt. Woher soll Ihr Partner denn wissen, wie gern Sie ihn haben, wenn Sie es ihm nicht zeigen oder sagen?

HINWEIS *Ort und Zeit für Ihre kleinen liebevollen Gesten bestimmen Sie selber. Suchen Sie sich Ihre Nische, in der Sie Zuneigung zeigen, wenn Sie zu den Menschen gehören, die dies nicht öffentlich tun möchten: beim Waldspaziergang, im Auto oder zu Hause. Es ist wichtig, dass Sie sich dabei wohlfühlen.*

Manche Menschen kämpfen auch damit, dass sie es für unangebracht halten, ihrem Partner in der Öffentlichkeit Zeichen der Zuneigung zu geben. Sie denken, es schicke sich nicht, Händchen haltend durch die Gegend zu laufen, wenn man in die Jahre gekommen sei, oder es könnte den Kindern peinlich sein. Andere wiederum inszenieren sich gerne in der Öffentlichkeit.

Aufgepasst: Das Zeigen von Zuneigung gegenüber Ihrem Partner darf keine Show sein, um Freunde, Verwandte oder Geschäftspartner mit der Qualität Ihrer Beziehung zu beeindrucken. Bleiben Sie authentisch und ehrlich und denken Sie daran: Eine im falschen Moment zurückgezogene Hand kann schmerzlicher sein, als sie gar nicht angeboten bekommen zu haben. Auch ist es für Ihren Partner kränkend, zu realisieren, dass Sie all diese Zeichen der Zuneigung und Liebe nur inszenieren, weil Sie bei anderen ein positives Image von Ihrer Partnerschaft schaffen wollen. Solche Fassadenhandlungen sind hohl und verletzend und für niemanden gut. Wenn Sie keine ehrlichen Zeichen der Zuwendung geben können, verzichten Sie darauf.

Machen Sie den Anfang

In Sachen liebevolle Gesten gilt: Wie man in den Wald ruft, so schallt es heraus. Wer lächelt, wird angelächelt, und wer miesepetrig dreinschaut, bekommt auch einen missmutigen Blick zurück. Vielleicht sind Sie als Paar etwas eingerostet, was das Geben von Zeichen der Zuneigung angeht. Bringen Sie das System wieder in Schwung und machen Sie selber den ersten Schritt. Denn wer sich einfach an den Waldrand setzt, stumm ins Geäst horcht und hofft, dass ein gutes Wort heraustönt, kann unter Umständen lange warten.

Studien liefern vielversprechende Belege dafür, dass es sich auszahlt, die Initiative zu ergreifen:

- Wenn Sie Ihrem Partner etwas Gutes tun, erhöht sich erwiesenermassen die Chance, dass Ihnen selber auch etwas zuliebe getan wird.
- In einer Beziehung werden diejenigen Änderungen als am fruchtbarsten erlebt, die man selber eingeleitet hat. Wer vom Partner den ersten Schritt erwartet, setzt auf Druck und fordert – das bringt selten gute Resultate. Entweder regt sich im Partner Widerstand und er verweigert sich. Oder er gibt vielleicht nach, doch seine positiven Handlungen sind nicht beseelt, ehrlich motiviert und kommen nicht von Herzen. Wenn Sie den ersten Schritt tun und sich um die Pflege Ihrer Partnerschaft bemühen, wenn Sie zuerst Zeichen der Zuneigung geben, dann motivieren Sie den Partner in der Regel mehr, sich ebenfalls für das Wohl der Beziehung einzusetzen.

Einmal Schokolade, immer Schokolade?

Die drei roten Rosen in Ehren – aber wer während Jahren immer auf dieselben Geschenke zurückgreift, kann statt Zuneigung schon mal Langeweile ernten. Denken Sie daran: Sie verändern sich, Ihr Partner verändert sich, also sollten es auch die liebevollen Gesten tun. Passen Sie diese den veränderten Bedürfnissen an.

Natürlich ist nichts gegen eine innige Umarmung, ein aufmunterndes Wort oder gegen ein wohlwollendes Lächeln einzuwenden. Diese Dinge verlieren eine Beziehung lang ihren Effekt nicht. Aber bei Geschenken ist die Sache nicht immer ganz so einfach. Fragen Sie sich, ob Sie mit dem vermeintlich unfehlbaren Präsent, das den Partner früher mit Sicherheit gefreut hätte, wirklich noch denselben positiven Effekt erzielen können wie damals, als Sie es zum ersten Mal mitgebracht haben. Ein Musik- oder Buchgeschmack kann sich ändern, und eine Schachtel Pralinen, überreicht just während einer Diät, kann gar als unsensible oder feindselige Geste erlebt werden.

Klären Sie diese Fragen, damit Sie mit dem nächsten Geschenk ins Schwarze treffen:

- Ist in unserer Beziehung gerade etwas aktuell, das ich thematisieren könnte?
- Hat mein Partner in letzter Zeit einen Wunsch geäussert?
- Macht ihm ein Hobby oder ein Thema zurzeit besonders Spass?
- Weiss ich, welcher Regisseur, welche Schauspieler und Filme ihm Freude bereiten?
- Kenne ich seinen aktuellen Musik- und Büchergeschmack?
- Weiss ich, welche Kleidungsstücke oder welcher Kleidungsstil meinem Partner Freude machen, wenn ich ihn damit überrasche?
- …

Und wenn ich mich anstrenge – und es kommt gar nichts zurück?

Wie in allen Bereichen der Partnerschaft ist auch hier Gegenseitigkeit und Gleichwertigkeit wichtig. Wer sich redlich bemüht, dem Partner seine Zuneigung zu zeigen, und trotzdem kein Zeichen der Liebe oder nur spärliche Beweise der Zuneigung zurückbekommt, soll sich wehren und den unbefriedigenden Zustand ansprechen.

Bevor Sie das Gespräch suchen, gehen Sie kurz über die Bücher und fragen Sie sich:

- Was könnte ich tun, um meinem Partner eine Freude zu machen?
- Tue ich das auch?
- Wann habe ich es das letzte Mal getan?
- Könnte ich wieder mal den ersten Schritt tun oder sollte der jetzt vom anderen kommen, damit es für mich stimmt?

Wichtig sind auch folgende Fragen:

- Realisiere ich, wenn der andere etwas Positives für mich tut? Bin ich offen für seine Zeichen der Zuneigung und nehme ich diese wahr? Wenn nicht, warum?
- Wann habe ich das letzte Mal von meinem Partner ein solch positives Zeichen wahrgenommen? Wie habe ich darauf reagiert? War meine Reaktion für meinen Partner einladend, solches Verhalten weiterhin zu zeigen?

Wenn Sie diese Fragen für sich geklärt haben und das Gefühl bleibt, dass in Ihrer Partnerschaft eine störende Einseitigkeit besteht, so sollten Sie Ihren Partner auf die Situation ansprechen. Schildern Sie ihm, was Sie stört und was das Missverhältnis bei Ihnen auslöst. Versuchen Sie, Vorwürfe zu vermeiden und nicht fordernd zu wirken. Erklären Sie, was die Situation bei Ihnen bewirkt. Wie Sie dabei am besten vorgehen, erfahren Sie im anschliessenden Kapitel.

HINWEIS *Vielleicht hat Ihr Partner – generell oder situationsbedingt – nicht dieselben Ansprüche und ein weniger grosses Bedürfnis nach Zeichen der Zuwendung. Sie haben trotzdem Anrecht darauf, ihm Ihre eigenen Bedürfnisse mitzuteilen. Versuchen Sie im Gespräch, einen Kompromiss zu finden.*

Offen und fair kommunizieren

Die Qualität einer Beziehung steht und fällt mit der Qualität der Kommunikation. In diesem Kapitel erfahren Sie, warum Kommunizieren weit mehr ist als ein Austausch von Fakten.

Eine der wichtigsten Arten, in einer Beziehung zu kommunizieren, ist die sogenannte emotionale Selbstöffnung. Lassen Sie sich vom Namen nicht allzu sehr einschüchtern – Selbstöffnung ist gar nicht so schwierig. Und die Zufriedenheit in der Partnerschaft hängt zu einem grossen Teil davon ab, ob die Partner diese Form der Kommunikation nutzen.

INFO *Unter Selbstöffnung versteht man das emotionale, intime Mitteilen von Erfahrungen, Eindrücken, Sorgen, Bedürfnissen und Zielen, die einem wichtig sind. Je mehr und je häufiger zwei Partner sich mit emotionaler Selbstöffnung begegnen, desto mehr Intimität und Nähe kann in der Beziehung entstehen.*

In der Selbstöffnung kommen Dinge zur Sprache, die stark mit Emotionen verknüpft sind und die einen beschäftigt haben oder noch immer beschäftigen. Grundsätzlich gilt es zwischen zwei Typen von Selbstöffnung zu unterscheiden: der positiven und der negativen (siehe Kasten auf der gegenüberliegenden Seite).

Damit emotionale Selbstöffnung möglich ist, muss in der Partnerschaft ein Klima von Vertrauen und Wohlwollen herrschen. Wie Sie dieses positive Grundklima fördern können, steht im Kapitel «Einander täglich Gutes tun» (Seite 56). Ohne diese gute Grundstimmung in der Beziehung ist keine emotionale Selbstöffnung möglich, denn dabei zeigen die Partner sich und ihr Innenleben ehrlich, sie stehen zu ihren Schwächen und Bedürfnissen. Gelingt es einem Paar, auf diese Art und Weise zu kommunizieren, schafft es ein tragfähiges Fundament für eine positive Beziehung.

Wo liegt das Problem – innen oder aussen?

Selbstöffnung unterscheidet sich nicht nur nach positivem und negativem Inhalt, sondern auch nach dem inhaltlichen Fokus (siehe Kasten Seite 73).

POSITIVE UND NEGATIVE SELBSTÖFFNUNG

Positive Selbstöffnung	Hier werden schöne Erlebnisse mitgeteilt, die durch Gefühle wie Liebe, Zuneigung, Freude, Stolz oder durch andere positive Emotionen geprägt sind.
Beispiele	■ «Dein spontaner Anruf heute in der Mittagspause hat mich unglaublich aufgestellt.» ■ «Ich bin sehr stolz auf dich, weil du mit dem Rauchen aufgehört hast.» ■ «Ich hatte diese wichtige Präsentation vor dem Verwaltungsrat und habe positives Echo erhalten. Ich bin so erleichtert.» ■ «Dass Judith an meinen Geburtstag gedacht hat, bedeutet mir viel. Es hat mich sehr gerührt, da wir seit jenem Konflikt kaum mehr Kontakt hatten.» ■ «Es ist wunderschön, dass wir das nächste Wochenende für uns haben. Ich freue mich auf die Zeit mit dir ganz allein!»
Negative Selbstöffnung	Hier werden unangenehme Erlebnisse mitgeteilt, die durch Gefühle wie Wut, Enttäuschung, Ärger, Angst, Trauer oder durch andere negative Emotionen geprägt sind.
Beispiele	■ «Es hat mich sehr enttäuscht, dass mein Bruder mir zur Beförderung nicht gratuliert hat.» ■ «Ich mache mir Sorgen, weil ich nicht weiss, wie ich die viele Arbeit im Geschäft bewältigen soll. Ich befürchte, dass ich das nicht schaffe.» ■ «Für mich ist es beschämend, wenn du vor Freunden eine Bemerkung auf meine Kosten machst.» ■ «Es hat mich wütend gemacht, dass du vergessen hast, den Brief einzuwerfen. Er war wichtig und hätte dringend wegmüssen.»

INNERE UND ÄUSSERE INHALTE BEI DER SELBSTÖFFNUNG	
Problemfokus intern	Die interne Selbstöffnung bezieht sich auf Dinge, die innerhalb der Beziehung passiert sind oder passieren.
Beispiele	■ «Es hat mich gerührt und gefreut, dass du dich so gut an unser erstes Treffen erinnern kannst.» ■ «Ich bin verletzt, dass du meine Bedürfnisse übergangen und ohne Rücksicht auf mich entschieden hast.»
Problemfokus extern	Die externe Selbstöffnung bezieht sich auf Dinge, die ausserhalb der Beziehung passiert sind.
Beispiele	■ «Meine Cousine hat endlich wieder einen Job gefunden. Ich bin darüber unglaublich erleichtert und habe erst jetzt gemerkt, wie sehr mich das Ganze belastet hat.» ■ «Mein Chef hat heute ein Dossier von mir praktisch kommentarlos abgewiesen. Das hat mich mitgenommen.»

Für die Beziehung ist es wichtig, dass sich die Partner auf beiden Inhaltsebenen austauschen und emotional öffnen können. Egal, ob positiv oder negativ, ob intern oder extern – Selbstöffnung hat einen grossen Einfluss darauf, ob in der Beziehung das Gefühl von Nähe, Intimität und Vertrauen wachsen kann.

Die nächsten Abschnitte behandeln vor allem die Selbstöffnung im Bezug auf beziehungsinterne Themen und Ereignisse. Wie Sie mit Belastungen umgehen, deren Ursprünge ausserhalb der Beziehung liegen, erfahren Sie im Kapitel «Unterstützung geben und bekommen» (Seite 85).

So lösen Sie den Konflikt, um den es wirklich geht

Meinungsverschiedenheiten gehören zu einer Beziehung dazu. Sie bieten Gelegenheit, Dinge zu klären und zusammen Lösungen zu finden. Und manchmal tut es ganz einfach gut, Dampf abzulassen und dem Partner seine Ansichten mitzuteilen, solange man dabei fair und respektvoll bleibt.

Frustrierend sind Konflikte dann, wenn das Paar keine Lösung findet. Wenn man einen Streit abbricht, anstatt ihn konstruktiv zu beenden, und in Ablehnung und Unverständnis auseinandergeht. Oder wenn man das Gefühl hat, nach der Auseinandersetzung kein bisschen weiter zu sein, keine Lösungen gefunden zu haben und sich nur in die Haare geraten zu sein. Im schlimmsten Fall kommen neue Verletzungen und Enttäuschungen hinzu.

HINWEIS *Die emotionale Selbstöffnung hilft, zum wahren Kern eines Problems vorzustossen. Denn am meisten Mühe machen uns in einem Konflikt in der Regel Gefühle – und nicht Fakten. Also müssen Sie auch über diese Gefühle sprechen, wenn Sie ein Problem wirksam lösen wollen.*

Ein vergessenes Jubiläum, Zahnpastaspritzer auf dem Badezimmerspiegel oder eine stehengelassene Teetasse sind rein objektiv betrachtet kein Weltuntergang. Aber sie können Dramen von beeindruckendem Ausmass auslösen. Warum eigentlich?

Ganz einfach, weil hinter diesen Dingen jeweils mehr steckt, als wir auf den ersten Blick vermuten. Das vergessene Jubiläum wird plötzlich zum Sinnbild dafür, dass der Partner zu wenig für die Beziehung tut. Der Zahnpastaspritzer und die herumstehende Teetasse werden zu Symbolen dafür, dass der Partner die Anstrengungen des anderen nicht wahrnimmt, dessen Person nicht wertschätzt. Damit gewinnt das Problem eine neue Dimension. Es handelt sich nicht mehr um triviale Kleinigkeiten, sondern um substanzielle Dinge, die einem zusetzen.

Erst wenn Sie gefühlsmässig herausarbeiten, weshalb eine bestimmte Verhaltensweise des Partners Sie so hart trifft, werden Sie das Problem an der Wurzel packen können. Dabei geht es in aller Regel nicht um ein Sachproblem (z. B. den Zahnpastaspritzer auf dem Spiegel), sondern um die dahinterliegenden Gefühle. Sie fühlen sich vielleicht verletzt durch die mangelnde Achtsamkeit und Sorgfalt des Partners, durch sein Ignorieren Ihrer täglichen Bemühungen für ihn und die Familie, durch seine Dominanz und Rücksichtslosigkeit.

KARIN hat sich für die Zubereitung des Abendessens heute richtig viel Zeit genommen. Sie hat ein neues Rezept herausgesucht, ist zum Delikatessenladen gefahren und hat den Tisch hübsch dekoriert. Ihr Mann Marcel kommt nach Hause und ist aufgedreht, weil er sich auf die Übertragung des Fussballmatches freut. Er isst gutgelaunt, aber schnell und einsilbig, und er scheint Karins Bemühungen nicht wahrzunehmen, geschweige denn zu honorieren. Karin schaut zuerst perplex und dann zunehmend wütend zu, wie Marcel das aufwendig und liebevoll zubereitete Gericht verschlingt. Als ihr Mann vom Tisch aufsteht und auch noch eine Chipstüte mit vor den Fernseher nehmen will, eskaliert die Situation. Karin knallt lautstark das Besteck auf den Teller und schnauzt sarkastisch: «Vielen Dank für die Würdigung des Essens. Dir ist sowieso völlig egal, was ich hier zu Hause mache. Aber ja, sich für den Herrn Mühe zu geben, das ist sehr dankbar.» Danach verschwindet sie enttäuscht im Nebenzimmer und schlägt die Türe zu. Marcel fällt aus allen Wolken und bleibt mit schlechtem Gewissen zurück. Er macht frustriert und allein den Abwasch und ist genervt, weil er deshalb den Anpfiff des Spiels verpasst. «Was soll das Theater? Immer dieses Überreagieren wegen Kleinigkeiten!», ruft er in den Raum. Doch schliesslich ist es ihm wichtiger, das Fussballspiel nicht zu verpassen als mit Karin zu reden und zu klären, weshalb sie denn so reagiert hat.

Karins Ärger und ihre Enttäuschung sind verständlich. Sie hatte sich besondere Mühe gegeben, ein spezielles Abendessen gekocht, den Tisch schön hergerichtet. Sie wollte eine gemütliche Atmosphäre schaffen und ihren Mann verwöhnen. Doch dieser beachtet all das nicht. Aus dem kurzen Streit gehen beide als Verlierer hervor: Karin fühlt sich unverstanden und übergangen; Marcel seinerseits versteht nicht, wie er in den Schlamassel geraten ist, und ärgert sich, weil jetzt auch sein Fussballabend verdorben ist.

Was hätten die beiden anders machen können?

Karin hätte beispielsweise versuchen können, noch während des Essens zu intervenieren und das, was sie störte, direkt anzusprechen: «Ich habe viel Zeit und Energie in die Vorbereitung dieses Essens gesteckt. Ich wollte dich verwöhnen, dir einen schönen Abend bereiten. Ich habe extra ein neues Rezept gesucht und speziell dafür eingekauft. Das war alles sehr aufwendig, doch das war es mir wert, weil ich wieder einmal einen stimmungsvollen Akzent setzen wollte. Jetzt habe ich das Gefühl, dass du es überhaupt nicht wahrnimmst und schätzt. Du verschlingst das feine Essen hastig und stumm und scheinst nicht zu bemerken, dass ich eine spezielle Atmosphäre schaffen wollte. Das macht mich traurig, und ich frage mich, wie es mit uns weitergehen soll.»

Manchmal ist man allerdings nicht schlagfertig genug, im Moment selber richtig und überlegt zu reagieren. Karin hätte den Vorfall deshalb auch in Ruhe nach dem Fussballspiel oder am nächsten Tag zur Sprache bringen können: «Es hat mich verletzt, dass du gestern mir und dem liebevoll zubereiteten Essen keine Beachtung geschenkt hast. Ich sorge mich, wie es mit uns weitergeht, wenn wir uns so aus den Augen verlieren. Wir haben kaum noch Zeit füreinander und merken nicht einmal mehr, wenn wir einander etwas Gutes tun wollen.»

Wenn Karin so reagiert, kann Marcel viel einfacher und auch gefühlsmässig nachvollziehen, was in jener Situation schiefgegangen ist. Er kann sich entschuldigen und vielleicht auch erklären, dass er an diesem Abend ganz auf das wichtige Fussballspiel fixiert war und daher ihre lieben Bemühungen tatsächlich nicht wirklich schätzen konnte.

HINWEIS *Sich emotional zu öffnen, gelingt nicht zwischen Tür und Angel. Es braucht Zeit und Musse. Man muss spüren, dass der Partner offen für ein Gespräch ist, echtes Interesse zeigt und zeitlich und emotional verfügbar ist.*

So gelingt Ihnen die Selbstöffnung

Bestimmt kennen Sie solche Situationen: Sie spüren zwar sehr genau, dass Sie wegen etwas ärgerlich werden. Warum das aber passiert, ist Ihnen nicht ganz klar. Die nachfolgenden Tipps sollen Ihnen helfen, in einem Konflikt benennen zu können, was Sie wirklich belastet:

- Distanz schaffen: Atmen Sie tief durch und versuchen Sie, zum Ereignis gefühlsmässig und zeitlich etwas Distanz zu gewinnen. Suchen Sie den richtigen Moment, um das Thema mit Ihrem Partner anzusprechen.
- Gefühle erkunden: Horchen Sie in sich hinein und fragen Sie sich, was Sie fühlen. Sind Sie wütend, verärgert, enttäuscht, unsicher, traurig, resigniert, einsam, hilflos? Versuchen Sie, möglichst unvoreingenommen auf Ihren Bauch zu hören. Manchmal haben wir konkrete Ideen

davon, wie wir in einer bestimmten Situation reagieren sollten. Aber es geht nicht darum, dass Sie «eigentlich wütend» oder «eigentlich traurig» sein sollten. Sondern allein darum, was Sie in diesem Moment wirklich fühlen.

- Gefühl mitteilen: Teilen Sie Ihrem Partner Ihre Gefühle mit. Nur wenn Sie diese äussern, kann Ihr Partner Sie verstehen. Erzählen Sie vor allem auch, warum etwas bei Ihnen eine bestimmte Emotion ausgelöst hat.

Weitere Tipps, wie Sie Ihre Anliegen formulieren können, finden Sie im Kapitel «Probleme konstruktiv angehen» (siehe nebenan).

Positive Botschaften zählen

«Schatz, wir müssen reden.» – Diese Aufforderung verheisst selten Gutes. Sie klingt nach einer unerfreulichen Diskussion um festgefahrene Positionen. Paare, die sich nur in solchen Situationen miteinander austauschen, haben es verpasst, das Gespräch in einer Beziehung auch zu etwas Schönem zu machen.

Einen wirklich schlechten Ruf bekommen Gespräche dann, wenn sie regelmässig eskalieren: Die Stimmen werden laut, der Tonfall sarkastisch, der Partner wird abgewertet, provoziert und heruntergemacht. Ist man dem anderen argumentativ nicht gewachsen und diskutiert etwas weniger gewieft, bleibt neben dem Gefühl der Unterlegenheit ein bitterer Nachgeschmack.

Das muss nicht sein. Auch wenn Konfliktbewältigung wichtig ist: Gespräche sind nicht nur dafür da, Probleme zu wälzen. Wer sich in einer Partnerschaft nur mit unangenehmen Dingen beschäftigt, gibt der ganzen Beziehung so bald unbewusst einen negativen Beigeschmack. Darum ist es wichtig, dass Sie auch gute Erfahrungen miteinander austauschen.

TIPP *Teilen Sie oft und grosszügig Ihre positiven Erfahrungen miteinander. Erzählen Sie Ihrem Partner, was Sie heute gefreut, berührt und positiv überrascht hat.*

Nur wenn in Paargesprächen deutlich mehr positive als negative Inhalte ausgetauscht werden, wird auch die Bilanz positiv ausfallen. Die Logik dahinter lässt sich mit folgendem Beispiel erklären: Die meisten Menschen gehen nicht gerne zum Zahnarzt. Nicht weil Zahnärzte keine netten Menschen wären, sondern weil man bei ihnen Spritzen bekommt, dem entnervenden Geräusch des Bohrers ausgesetzt ist und später auch noch eine geschwollene Backe hat. Doch wer seine Zähne pflegt, wird weniger häufig unangenehme Erfahrungen machen. Halten Sie es in der Beziehung ebenso. Machen Sie Ihre Beziehungsgespräche nicht zum Zahnarztbesuch, der nur ansteht, wenn es Unangenehmes zu bewältigen gibt!

TIPP *Arbeiten Sie an einem Katalog mit schönen Themen, die Sie gerne besprechen:*

- *Lassen Sie die letzten Ferien zusammen Revue passieren.*
- *Malen Sie sich das nächste gemeinsame Wochenende ohne Kinder aus.*
- *Erzählen Sie sich von erfreulichen Erfahrungen.*
- *Tauschen Sie sich über Ihre Wünsche und Ziele aus.*
- *...*

Probleme konstruktiv angehen

Der Ton macht die Musik und klug gewählte Formulierungen erfolgreich. In diesem Kapitel steht, wie Sie mit Ihrer Botschaft ans Ziel kommen, ohne Ihrem Partner verbal auf die Füsse zu treten.

Nicht jeder ist als kompetenter Redner vom Himmel gefallen. Und Sie müssen auch gar kein grossartiger Rhetoriker sein, um Ihre Botschaft beim Partner anzubringen und auf ihn eingehen zu können. Schon ein paar wenige Regeln für Sprecher und Zuhörer helfen, die (Streit-)Gespräche in einer Beziehung fair und konstruktiv zu gestalten.

Miteinander reden können, in guten wie in schlechten Zeiten, ist eine Grundbedingung für eine funktionierende und erfüllende Partnerschaft.

Studien zeigen: Paare mit Beziehungsschwierigkeiten haben fast immer Kommunikationsprobleme. Es lohnt sich also, diesen Bereich einem kleinen Check-up zu unterziehen.

INFO *Sie können lernen, angemessen und konstruktiv zu kommunizieren. Die Voraussetzungen sind einfach zu erfüllen: Erstens müssen es beide Partner wollen. Zweitens müssen sich beide im Alltag um eine gute Gesprächskultur bemühen. Drittens gilt es einige Spielregeln zu befolgen, die in diesem Kapitel vorgestellt werden.*

So nicht! Vermeiden Sie diese Kommunikationsfallen

Weil man aus Fehlern manchmal am meisten lernt, werfen Sie zuerst einen Blick auf Kommunikationsfehler in der Partnerschaft, welche Sie möglichst unterlassen sollten (siehe Kasten unten und nebenan).

Haben Sie sich gerade im einen oder anderen ungünstigen Kommunikationsverhalten wiedererkannt? Keine Bange. Sie haben es in der Hand, unfruchtbare Kommunikationsmuster zu ändern.

UNGÜNSTIGES VERHALTEN IN DER KOMMUNIKATION

Kritik generell formulieren	■ Verallgemeinerungen ■ Du-Botschaften ■ etwas auf die Persönlichkeit des Partners zurückführen
Beispiele	■ «Immer lässt du deine Schmutzwäsche am Boden liegen.» ■ «Du bist nie für mich da, wenn ich dich dringend brauche.» ■ «Du bist einfach völlig überemotional.» ■ «So pingelig, wie du bist, kann man es dir eh nie recht machen.»

Abwehrend kommunizieren	■ uneinsichtige Verteidigung ■ Verantwortung an den Partner zurückweisen ■ Vorwürfe pauschal abschmettern ■ Gegenvorwürfe machen
Beispiele	■ «Das stimmt doch gar nicht. Dafür kann ich nichts!» ■ «Das mache ich gar nie, das ist nicht meine Schuld.» ■ «Du bist doch derjenige, der immer alles vergisst.» ■ «Darf ich nicht auch mal Nein sagen?» ■ «Kannst du überhaupt nicht verstehen, dass ich nach meiner strengen Arbeit abends müde bin?»
Verächtlich kommunizieren	■ den anderen abwerten, gemein sein ■ den anderen lächerlich machen ■ den anderen klein machen
Beispiele	■ «Gerade du musst etwas sagen.» ■ «Wie willst du überhaupt eine Ahnung von diesem Thema haben?» ■ «Und das von der Person, die ihre Lehre abgebrochen hat.» ■ «Arbeite du zuerst mal in einer so grossen Firma. Dann kannst du vielleicht mitreden.» ■ «Aha. ‹Herr Ordentlich› spricht mal wieder.»
Provozieren	■ zynische Bemerkungen machen ■ Fragen stellen, die man nicht beantworten kann ■ den anderen nicht anschauen, sich abwenden
Beispiele	■ «Soll ich etwa über jede Minute meines Lebens bei dir einen Bericht einreichen?» ■ «Du bist es ja, die alles weiss, oder?» ■ «Haben wir nur geheiratet, damit du mich täglich mit deiner Nörgelei nervst?»

HINWEIS *Seien Sie nachsichtig mit sich selber, wenn Sie in der Hitze des Gefechts mal ungünstig reagieren. Aber realisieren Sie es, wenn Sie es tun. Das ist der erste Schritt zur Veränderung.*

Es ist einfach, mit dem Finger auf die Kommunikationsfehler des Partners zu zeigen. Konzentrieren Sie sich stattdessen darauf, sich selber konstruktiv zu verhalten. Beobachten Sie sich: Welchen Tonfall haben Sie, wenn Sie Kritik vorbringen, wenn Sie etwas am Partner oder seinem Verhalten stört? Wie konkret oder wie verallgemeinernd bringen Sie Ihre Kritik an? Sind Sie defensiv (in einer Verteidigungshaltung), abwertend, provokativ, passiv-aggressiv? Wenn Sie sich über Ihr eigenes Gesprächsverhalten klar werden, ist der Weg frei für eine fruchtbare Kommunikation.

Mit diesen Regeln kommen Sie weiter

Für eine gelungene Kommunikation braucht es immer zwei: einen, der spricht, und einen, der zuhört. Halten Sie in einem ersten Schritt die Sprecherrolle und die Zuhörerrolle strikt auseinander und versuchen Sie, sich jeweils für eine gewisse Zeit (zum Beispiel 10 bis 15 Minuten) nur auf eine Rolle zu konzentrieren. Achten Sie dabei auf folgende Punkte (sie werden ab der nächsten Seite detailliert beschrieben):

Sprecherregeln

- Bleiben Sie konkret. Sprechen Sie ein konkretes Verhalten des Partners an, das Sie stört, oder eine bestimmte Situation, die Sie klären möchten.
- Formulieren Sie Ich-Botschaften. Reden Sie von sich und vermeiden Sie Du-Botschaften. Sprechen Sie Gefühle an. Reden Sie davon, was die Situation oder das Verhalten des Partners bei Ihnen ausgelöst hat, wie es Ihnen dabei geht.

Zuhörerregeln

- Hören Sie aktiv und engagiert zu. Wenden Sie sich dem Partner mit offener, interessierter Körperhaltung zu, nicken Sie, wenn er mit Ihnen spricht, und zeigen Sie Interesse.
- Fassen Sie zwischendurch kurz zusammen. Wiederholen Sie immer wieder in eigenen Worten, was Sie von den Aussagen des Partners

verstanden haben. Interpretieren Sie nichts und legen Sie dem Partner keine Worte in den Mund, die er nicht wirklich gesagt hat.

- Stellen Sie Fragen (wie, was, warum usw.), welche dem Partner erlauben, seine Sicht und seinen Standpunkt frei von Ihrer Einflussnahme zu schildern.

Das gilt für den Sprecher

Sprecherregel 1: Bleiben Sie konkret

Reden Sie von einer ganz bestimmten Situation, die Sie klären wollen, oder von einem ganz konkreten Verhalten, das Sie stört. Bleiben Sie beim Thema und gleiten Sie nicht in Verallgemeinerungen ab. Vermeiden Sie auch das Aufwärmen von alten Geschichten.

Deshalb ist es wichtig, konkret zu bleiben: Wer allgemein gehaltene Kritik anbringt, macht es dem Partner schwer, darauf einzugehen, weil generelle Vorwürfe nur schwer fassbar sind. Und wer Charaktereigenschaften bemängelt, zielt auf einen Punkt, der sich vermutlich nicht so ohne Weiteres ändern lässt. Konkrete, überschaubare und vor allem veränderbare Dinge lassen sich dagegen besser anpacken.

BEISPIELE FÜR SPRECHERREGEL 1: KONKRET BLEIBEN

So nicht	Besser
«Nie hast du Zeit für mich. An jedem Wochenende machst du mit Freunden ab.»	«Ich finde es schade, dass wir an den letzten drei Wochenenden kaum Zeit miteinander verbracht haben. Ich wünsche mir, dass wir wieder mehr Zeit füreinander einplanen, damit unsere Partnerschaft lebendig bleibt und unsere Liebe Raum hat. Ich habe dich sehr lieb und möchte, dass wir unserer Beziehung Sorge tragen.»
«Du bist völlig überemotional! Das hält ja kein Mensch aus.»	«Ich fand es schwierig, dass du gestern in unserer Diskussion zur Ferienplanung so emotional reagiert hast. Ich wusste gar nicht mehr, was sagen, fühlte mich unterlegen, unwichtig und klein.»

Sprecherregel 2: Formulieren Sie Ich-Botschaften
Sprechen Sie von sich, Ihrer eigenen Sicht der Dinge und wie Sie selber eine Situation erleben.

Deshalb sind Ich-Botschaften wichtig: Wer seine persönliche Position schildert, stützt seine Argumentation nicht auf Angriffe, Kritik, Vorwürfe oder sogar auf Abwertungen des Partners ab. Das macht das Zuhören, Mitfühlen und auch Akzeptieren für das Gegenüber viel einfacher.

BEISPIEL FÜR SPRECHERREGEL 2: ICH-BOTSCHAFT FORMULIEREN

So nicht	Besser
«Das war ja ein schrecklicher Besuch bei deinen Eltern.»	«Ich habe mich heute bei deinen Eltern überhaupt nicht wohlgefühlt.»

Sprecherregel 3: Sprechen Sie Gefühle an
Sagen Sie Ihrem Partner, wie es Ihnen in einer bestimmten Situation geht. Sprechen Sie von Ihren Gefühlen, Wünschen und Bedürfnissen.

Deshalb ist es wichtig, Gefühle anzusprechen: Durch emotionale Selbstöffnung (siehe auch Seite 104) machen Sie das Gespräch für Ihren Partner nicht nur interessanter und relevanter. Die mitgeteilten Gefühle geben ihm auch wichtige Informationen über Sie und Einblicke, die er sonst nicht erhalten würde.

BEISPIEL FÜR SPRECHERREGEL 3: GEFÜHLE ANSPRECHEN

So nicht	Besser
«Ist es denn so schwer, pünktlich zu sein?»	«Es hat mich enttäuscht, dass wir es gestern nicht geschafft haben, pünktlich ins Kino zu kommen. Ich habe mich auf den Film gefreut, wollte wieder mal einen schönen Abend mit dir erleben. Und du weisst, mir ist es sehr unangenehm, wenn wir zu spät in den Kinosaal kommen und die Leute stören. Ich hasse das und schäme mich, vor aller Augen meinen Platz suchen zu müssen.»

Das gilt für den Zuhörer

Zuhörerregel 1: Hören Sie aktiv und engagiert zu
Halten Sie während des Zuhörens Blickkontakt und achten Sie darauf, dass Sie eine offene, zugewandte Körperhaltung haben. Geben Sie zwischendurch kurze Feedbacks wie «Ja», «Mhm» oder ein Nicken.

Darum ist aktives Zuhören wichtig: So zeigen Sie Ihrem Gesprächspartner, dass Sie an seinen Ausführungen interessiert sind. Das erleichtert ihm das Erzählen und ermöglicht ihm, sich zu öffnen. Ein Gespräch, an dem beide aktiv teilnehmen, ist persönlicher und intensiver.

Zuhörerregel 2: Fassen Sie zwischendurch kurz zusammen
Fassen Sie Dinge, die Ihnen besonders wichtig oder emotional scheinen, kurz zusammen. Flechten Sie aber keine Kommentare, Interpretationen oder Wertungen ein. Bleiben Sie in der Zuhörerrolle und werden Sie nicht zum Sprecher, indem Sie sich verteidigen, rechtfertigen oder anfangen, Ihre Sicht der Dinge zu schildern. Zurzeit ist der Partner Sprecher und Sie versuchen, ihn zu verstehen. Danach kommt Ihre Zeit als Sprecher.

Deshalb ist Zusammenfassen wichtig: So signalisieren Sie, dass das Gesagte bei Ihnen angekommen ist und dass Sie es verstanden haben. Und Sie verhindern, dass Missverständnisse ein Gespräch verkomplizieren. Gleichzeitig nehmen Sie dem Dialog etwas Tempo.

BEISPIEL FÜR ZUHÖRERREGEL 2: ZWISCHENDURCH ZUSAMMENFASSEN
Der Sprecher sagt: «Es hat mich sehr gekränkt, dass du gestern beim Museumsbesuch keinen Hehl draus gemacht hast, wie langweilig du die Ausstellung fandest. Ich habe den Grossteil dieser Ferien dir zuliebe am Strand verbracht. Da hätte ich erwartet, dass du besser mitmachst, wenn wir wenigstens einmal in ein Museum gehen. Ich habe vor dem Urlaub ja viele Male erwähnt, dass mich diese Gegend vor allem fasziniert, weil sich so viele berühmte Künstler hier aufgehalten haben.»

So nicht	Besser
«Du machst mir also einen Vorwurf, weil ich mich nicht für Kunst interessiere?»	«Du warst also enttäuscht, dass ich nicht engagierter dabei war beim Museumsbesuch, obwohl du mir zuliebe auch manche Tage am Strand verbracht hast?»

Zuhörerregel 3: Stellen Sie offene Fragen

Wenn Sie während des Gesprächs etwas nicht verstehen, versuchen Sie, mit offenen Fragen Klarheit zu schaffen. Offen sind jene Fragen, die sich nicht einfach mit Ja oder Nein beantworten lassen.

Deshalb sind offene Fragen wichtig: Fragen bieten Ihnen nicht nur die Möglichkeit, Dinge zu klären und zu erfahren. Vielleicht hat Ihr Partner Mühe, sein Anliegen zu erzählen, weil es beispielsweise peinlich, komplex oder emotional ist. Mit offenen Fragen unterstützen Sie Ihren Partner beim Erzählen und Sie halten das Gespräch im Fluss.

BEISPIEL FÜR ZUHÖRERREGEL 3: OFFENE FRAGEN STELLEN

Die Sprecherin sagt: «Ich fühle mich heute einfach nicht in der Lage, das Abendprogramm durchzuziehen, das wir gestern angedacht haben. Heute Morgen hatte ich ein schwieriges Gespräch mit meiner Freundin, das ich noch nicht verdaut habe. Ich möchte deshalb lieber einen gemütlichen Abend zu Hause verbringen, vielleicht ein Glas Wein trinken und lesen.»

So nicht	Besser
«Du willst unseren gemeinsamen Theaterbesuch und das geplante Essen einfach fallen lassen?»	«Worum ging es denn in dem Gespräch, was hat dich so aufgewühlt?»

Verletzende Gespräche stoppen

Natürlich ist nicht die Idee, dass Sie sämtliche Gespräche mit Ihrem Partner nun nach diesen Regeln gestalten müssen. Deren Hauptzweck ist vielmehr, dass Sie damit brisante oder verletzende Streitgespräche entschärfen können. Gehen Sie dabei folgendermassen vor:

- Wenn Sie realisieren, dass ein Gespräch eine destruktive Wende nimmt, stoppen Sie es («Stopp, hören wir auf damit. Das bringt nichts, wir machen uns nur gegenseitig fertig und finden so keine Lösung.»).
- Legen Sie eine Pause ein, in der Sie beide versuchen, sich zu beruhigen und die Emotionalität herunterfahren (z. B. in getrennten Räumen, mit einer beruhigenden Aktivität).
- Suchen Sie danach erneut das Gespräch oder vereinbaren Sie einen Termin, an dem die Unterhaltung zu Ende geführt werden soll. Setzen

Sie sich einander gegenüber, vergegenwärtigen Sie sich die oben beschriebenen Regeln (oder nehmen Sie sie zur Hand) und definieren Sie, wer zuerst Sprecher und wer Zuhörer sein soll.

- Legen Sie eine Zeit fest (10 bis 15 Minuten), während derer Sie sich beide streng an die Regeln halten. Tauschen Sie danach die Rollen (Sprecher wird Zuhörer und umgekehrt).

Mit diesem Vorgehen gelingt es den meisten Paaren, auch heisse Konfliktthemen konstruktiv zu diskutieren und eine für beide stimmige Lösungen zu finden. Probieren Sie es aus – die ersten positiven Erfahrungen werden Sie darin bestärken, die Regeln weiterhin anzuwenden.

4

Unterstützung geben und bekommen

Als Zweier-Seilschaft durch dick und dünn: Es ist ein gutes Gefühl, sich jederzeit auf den Partner verlassen zu können. Lesen Sie in diesem Kapitel, wie Sie die Widrigkeiten des Alltags gemeinsam meistern und einander über die Jahre gefühlsmässig nah bleiben.

Beziehungskiller Alltag

Das Traumpaar, das plötzlich und ohne jede Vorwarnung auseinandergeht, ist ein Liebling der Regenbogenpresse. Und eine Erfindung. Denn so überraschend und unvermittelt, wie Trennungen oft dargestellt werden, sind sie praktisch nie.

Oft werden Probleme in der Beziehung ganz einfach viel zu spät wahrgenommen. Von aussen glänzt die Karosserie der Partnerschaft noch wunderbar. Klar knirscht es ab und zu im Getriebe, aber wie schlimm kann der Schaden schon sein? Schliesslich sind Sie bereits eine ganze Weile miteinander unterwegs.

Doch irgendwann schaut man genauer hin. Vielleicht, weil man umgezogen ist, jemanden kennengelernt oder den Job gewechselt hat. Oder einfach, weil sich vieles verändert hat und sich eine allgemeine Unzufriedenheit breitmacht. Man zieht nüchtern Bilanz, realisiert, wo man steht und welche Erwartungen man ursprünglich hatte. Man merkt, welche Frustrationen, Enttäuschungen und Desillusionierungen man bisher hinzunehmen bereit war – und erkennt vielleicht, dass man dazu nun nicht mehr bereit ist. Und schliesslich wägt man ab, was für und was gegen eine Trennung spricht, und sieht mit einem Mal, was unter dem schönen Lack alles im Argen liegt. Und das ist vielleicht mehr, als man reparieren kann und will.

HINWEIS *Es gibt Signale, die auf eine schlechter werdende Beziehungsqualität hinweisen. Die wichtigsten sind gemäss jüngsten Forschungsergebnissen:*

- *destruktive Kommunikation*
- *häufiges Nörgeln*
- *kaum gemeinsame Aktivitäten*
- *das vermehrte Gefühl, Ihr Partner verstehe Sie nicht (oder umgekehrt)*
- *Gleichgültigkeit*

Achten Sie auf diese Signale, nehmen Sie sie ernst und bringen Sie sie zur Sprache.

Feind der Liebe: die alltäglichen Belastungen

Auf dem Weg zur Arbeit macht uns eine Baustelle das Leben schwer, und im Büro wächst der Druck durch den neuen Chef. Zu Hause geht die Jüngste gerade durch eine schwierige Phase, und langsam dämmert uns, dass der Eintritt in den Vereinsvorstand gerade jetzt vielleicht doch keine so gute Idee war.

Unser Alltag ist gespickt mit kleinen und grossen Herausforderungen. Diese Dinge sind anstrengend, klar, jedoch bestimmt keine Gefahr für die Liebe ... Schicksalsschläge können Beziehungen ins Wanken bringen, aber das bisschen Alltagsstress? Zwar ist uns bekannt, dass sich anhaltender Stress negativ auf die Gesundheit auswirkt, doch mit Schwierigkeiten in der Partnerschaft hat das alles wenig zu tun – so die gängige Volksmeinung.

Sie trifft leider ins Leere, denn es sind genau diese kleinen Nadelstiche und Nervenproben, die uns dünnhäutiger machen. Wir löschen, wo es gerade brennt, und pflastern, wo es gerade blutet. Nach einem nervenaufreibenden Tag nur nicht auch noch Stress zu Hause! Dort will man ausruhen, neue Kräfte sammeln, Verständnis erfahren und getröstet werden – und nicht auch noch Verständnis für die Sorgen und Ängste des Partners aufbringen müssen. Doch statt Unterstützung gibts immer öfter Streit. Und überhaupt scheint plötzlich der Wurm in der Beziehung zu stecken.

Was kann der Apfel für den Wurm?

Hing der Haussegen schief, ging man früher davon aus, dass mit der Beziehung oder einem der beiden Partner etwas nicht in Ordnung sei. Man vermutete die Ursache in einer falschen Partnerwahl oder in der mangelnden Passung der beiden, beim trunksüchtigen Ehemann oder der untreuen Ehefrau. Die jüngsten Forschungsergebnisse zeigen indes eine weitere Erklärung: Die Ursache für Partnerschaftsprobleme ist überraschend oft der Alltagsstress, der von aussen in die Beziehung hineingetragen wird. Anders ausgedrückt: Es ist nicht grundsätzlich etwas falsch an Ihnen, Ihrem Partner oder an der Tatsache, dass gerade Sie beide zusammensein möchten. Denn was kann schliesslich der Apfel dafür, dass sich ein Wurm eingenistet hat?

Vielleicht geht es Ihnen wie vielen Paaren, und diese Erkenntnis allein bringt schon eine erste Entlastung. Es tut gut, zu hören, dass man nicht an allen Problemen selber schuld ist, dass man seinen Partner nicht völlig falsch gewählt hat und es nicht schlechter macht als andere Paare. Bevor Sie sich jetzt aber zurücklehnen und es Ihrem Schicksal überlassen, ob der Wurm Ihren Beziehungsapfel aushöhlt oder nicht, müssen Sie wissen: Gegen das Einnisten des unliebsamen Gastes kann (und soll) man etwas tun.

INFO *Sie können Ihr Schicksal selber in die Hände nehmen und aktiv dafür sorgen, dass der Wurm namens Stress sich nicht mehr in den Apfel fressen kann.*

Wie Stress in die Partnerschaft hineinwirkt

Alltagsstress setzt, wenn er uns chronisch plagt, unserer Beziehung gleich auf mehreren Ebenen zu. Denn anhaltender Stress bedeutet:

- weniger Zeit füreinander
- schlechtere Kommunikation
- Belastungen für die körperliche und seelische Gesundheit
- unerwünschte Persönlichkeitsmerkmale, die häufiger zu Tage treten

Alle diese negativen Folgen sorgen dafür, dass das kostbare Wir-Gefühl in der Partnerschaft verloren geht. Doch genau dieses Bewusstsein, dass Sie nicht allein als «Ich», sondern zu zweit als «Wir» durchs Leben gehen, bildet eine wichtige Grundlage Ihrer Beziehung. Ein starkes Wir-Gefühl wirkt verbindend und tragend. Nur wenn es ein «Wir» gibt, können Zweisamkeit und Geborgenheit erlebt werden.

INFO *Es ist letztlich jedem Paar selber überlassen, wie stark es sich als ein «Wir» oder aber als zwei «Ichs» definiert. Wünscht sich ein Paar viel Nähe, Intimität und Geborgenheit (starkes Wir-Gefühl), dann wird es unter dem Einfluss von Stress stärker leiden, weil weniger gemeinsame Zeit zur Verfügung steht (mehr dazu im Kapitel «Gemeinsam verbrachte Zeit nährt das Wir-Gefühl», Seite 30).*

STRESS UND PARTNERSCHAFT

Hat sich der Stress in Ihre Beziehung gefressen? Machen Sie den Test: Verteilen Sie Punkte, wie Sie die vier Kategorien bewerten, von 1 (trifft vollumfänglich zu) bis 5 (trifft gar nicht zu).

	Bewertung
Wir haben genügend Zeit füreinander.	
Wir können Dinge offen und wohlwollend bereden.	
Wir fühlen uns gesund, fit und ausgeglichen.	
Mein Partner zeigt mir seine unangenehmen Seiten nicht häufiger als früher.	

Wenn Sie in einer Kategorie drei oder mehr Punkte vergeben haben, überlegen Sie, was der Auslöser dafür sein könnte und wie lange dieser Zustand schon besteht. Es ist völlig normal, ab und zu mal weniger Zeit zu haben oder schlecht drauf zu sein. Dauern solche Dinge aber an, können sie Ihre Beziehung gefährden. ■

Das Korsett des Alltags lässt häufig wenig Zeit für die Beziehungspflege. Besonders unter Druck sind Paare mittleren Alters mit der Doppelbelastung von Familie und Beruf, Doppelverdiener, die den Spagat zwischen Karriere und Partnerschaft zu bewältigen haben, Paare mit niedrigem Einkommen, die im Clinch zwischen schlecht bezahlter Arbeit und mangelnder Freizeit stecken, oder Paare, bei denen der eine Partner einen besonders stressreichen Beruf ausübt. Unter diesem chronischen Stress nimmt die Qualität der Beziehung ab. Häufig ziehen sich die Partner zurück, wollen ihren Frieden. Und wenn man noch miteinander redet, ist der Ton gereizt bis gehässig.

Dieses negative Beziehungsklima ist ein Nährboden für weiteren Stress, für Frustrationen und Desillusion. Chronischer Alltagsstress schädigt zudem das Immunsystem, macht anfällig für Krankheiten. Diese schwächen das Paarsystem zusätzlich: Der Betroffene leidet unter seinen Beschwerden, der Partner ist beeinträchtigt, weil er Rücksicht nehmen muss, Pflegeaufwand hat, sich Sorgen um den anderen macht. Es kommt zu einem Ungleichgewicht zwischen den Partnern, und genussvolle, aufbauende Aktivitäten fallen immer mehr weg.

Warum uns Stress unausstehlich macht

Stress setzt uns noch auf ganz andere Weise zu: Unter Druck kommen nämlich unsere unangenehmen Seiten zum Vorschein. Wir sind gereizt, dominant, unflexibel und rücksichtslos und haben einen Tunnelblick, mit dem wir nur noch unsere eigenen Sorgen sehen. Vielleicht nehmen wir den Partner dann gar als Übel wahr, das uns zusätzlich belastet und Energie abziehen will. Tatsache ist: Unter Stress sind wir alles andere als unser strahlendstes Selbst – und sicher nicht jemand, in den man sich Tag für Tag neu verliebt.

Die positiven Seiten

Warum aber verwandeln wir uns unter Druck in kleine Egoisten? Ganz einfach: Stress absorbiert unsere Kräfte, bündelt diese auf die Stresssituation, die Umwelt tritt dabei völlig in den Hintergrund. Unser körperliches Stresssystem läuft auf Hochtouren und liefert so die Energie für notwendige Handlungen.

Allerdings: Auch wenn es Ihnen auf den ersten Blick vielleicht schwerfällt, das zu glauben – die beschriebenen Veränderungen haben auch ihr Gutes. Denn sie helfen uns, in Stresssituationen effizient zu sein.

MELANIE ist Mutter dreier Kinder. Die Familie ist spät dran, der Bus fährt in wenigen Minuten. Die Kinder rennen noch ohne Schuhe und Jacke in der Wohnung herum. Die Katze ist auf den Frühstückstisch gesprungen und leckt die Cornflakes-Schüssel aus. Es klingelt an der Tür. Während Melanie öffnet, befiehlt sie ihren Kindern laut und barsch, Schuhe und Jacke anzuziehen. Sie entreisst dem Pöstler an der Tür grusslos den eingeschriebenen Brief, scheucht mit dem Kuvert in der Hand die Katze vom Tisch und die Kinder aus der Wohnung, bevor sie schliesslich selber am verdutzten Briefträger vorbei hinterherstürmt. Die vier erreichen knapp, aber rechtzeitig die Bushaltestelle.

Vermutlich stellen sich die meisten Leute eine liebevolle Mutter und freundliche Zeitgenossin anders vor (Melanie wohl auch). Aber in dieser Situation haben Dominanz und Knappheit der jungen Mutter geholfen, die Situation zu bewältigen.

Die Veränderungen unserer Persönlichkeit unter Stress sind dann ein Problem, wenn daraus ein Dauerzustand wird. Entrisse Melanie dem Pöstler jedes Mal den Brief, hätte er wohl bald das Gefühl, dass die junge Frau nicht so handelt, weil sie unter Druck ist, sondern weil sie «einfach unhöflich, dominant und barsch ist».

Das Gleiche passiert in einer Beziehung: Wenn Sie jeden Abend übellaunig nach Hause kommen, sind Sie irgendwann einfach ein Griesgram für Ihren Partner. Er wird nicht mehr sehen können, dass es die Umstände sind, die Sie zu einer «unausstehlichen Pedantin» machen. Stattdessen wird er das Gefühl haben, dass Sie ganz einfach so sind und einen schlechten Charakter haben, den er vorher so nicht wahrgenommen hatte (mehr zu solchen sogenannten Ursachenzuschreibungen siehe Seite 166).

Du nervst! Persönlichkeitsmerkmale als Trennungsgrund

Wie einschneidend sich solche Veränderungen in der Persönlichkeit auf die Beziehung auswirken, zeigt sich, wenn man Paare nach den Beweggründen für ihre Trennung fragt. Die Persönlichkeit des Gegenübers ist einer der Gründe, die am häufigsten genannt werden. Und das ist eigentlich wenig verwunderlich: Den Menschen, den Sie lieben, plötzlich als intolerant, nörglerisch, dominant, engstirnig und knausrig zu erleben, kann zu denken geben. Da steht mit einem Mal eine ganz fremde Person vor Ihnen. Nicht mehr der fürsorgliche, liebevolle Mensch, in den Sie mal so unglaublich verliebt waren und in den Sie sich immer wieder neu verlieben möchten. Sondern ein Mensch mit Ecken und Kanten, Schwächen und Unzulänglichkeiten, die störend, mühsam und belastend sind. Auf die Dauer erschöpft sich das Verständnis für diese bemühenden Seiten des Partners, Unzufriedenheit und Trennungsgedanken stellen sich ein.

Mit Belastungen richtig umgehen

Meistens wird Stress im Alltag ausserhalb der Partnerschaft erlebt – im Beruf, beim Einkaufen, auf Reisen, bei Auseinandersetzungen mit anderen Personen. Kommen Sie mit der Situation nicht klar, bringen Sie Ihren

Stress heim und tragen ihn in Ihre Partnerschaft hinein. So ist der Stress nicht mehr nur eine persönliche Belastung, sondern auch eine für die Partnerschaft.

TIPP *Versuchen Sie, Ihren Stress zuerst allein zu bewältigen, bevor Sie ihn in Ihre Beziehung tragen.*

GÜNSTIGE UND UNGÜNSTIGE VERHALTENSWEISEN BEI STRESS

Hilfreiches Verhalten

Tief durchatmen	Ist alles wirklich so schlimm, wie es aussieht? Holen Sie tief Luft und betrachten Sie das Problem mit etwas Abstand nochmals. Das nimmt der Situation oft schon die Spitze.
Das Gute daran sehen	Auch wenn es manchmal schwerfällt, das zu glauben: Krisen und Probleme tragen oft auch etwas Gutes in sich. Versuchen Sie, dieses zu erkennen und dem Negativen entgegenzuhalten. So kann zum Beispiel ein Jobverlust traumatisch sein – manchmal aber auch das nötige Erdbeben, das hilft, den lang gehegten Wunsch einer beruflichen Neuorientierung in die Tat umzusetzen.
Positiv denken	Zuversicht, dass sich die Situation zum Positiven wendet, sowie der Rückblick auf frühere Erfolge helfen beim Bewältigen. Erinnern Sie sich daran, wie Sie frühere Krisen gemeistert haben. Gibt es etwas, das Ihnen damals geholfen hat und auch jetzt wieder hilfreich sein könnte? Stellen Sie sich weiter bildlich vor, wie Sie das aktuelle Problem meistern.
Aktiv werden	Wer handelt, kann Dinge positiv beeinflussen und bekommt wieder ein Gefühl der Kontrolle. Verharren Sie nicht in Untätigkeit. Machen Sie eine Liste mit Dingen, die Sie unternehmen können. Bauen Sie auch ganz kleine, kurzfristige Sachen ein. Vielleicht gewinnen Sie neue Energie bei einem Spaziergang an der frischen Luft. Was Ihnen guttut, hilft. Auch wenn es vielleicht vordergründig gar nichts mit dem Problem zu tun hat.

Sich schlau machen	Je mehr Informationen zum Problem und zu möglichen Lösungen Sie haben, desto besser. Kennen Sie jemanden, der auch schon ein ähnliches Problem hatte? Diese Person kann Ihnen bestimmt Tipps geben. Vielleicht finden Sie auch hilfreiche Informationen in Ratgebern oder im Internet.
Humor	Versuchen Sie, über die Situation und sich selber zu lachen; das sorgt für Entspannung.
Vorwürfe	Kritik und Beschuldigungen an sich selber, den Partner, andere Personen, die Umstände usw. machen alles nur noch schlimmer.
Grübeln	Sich mit einem Thema und Lösungsvorschlägen auseinanderzusetzen, ist gut. Wenn Sie aber gedanklich immer wieder erfolglos um das Problem kreisen, absorbiert es Ihre Energie unnötig.
Verdrängen	Sich abzuschotten oder Informationen zu ignorieren, schadet. Wer zum Beispiel chronische Bauchschmerzen nicht wahrhaben will und es unterlässt, rechtzeitig einen Arzt aufzuschen, handelt sich vielleicht Komplikationen ein, die bei rechtzeitiger Beachtung der Warnsignale zu vermeiden gewesen wären.
Vermeiden	Jede Belastung und Herausforderung zu vermeiden, macht auf die Dauer unglücklich. Der Weg des geringsten Widerstands führt selten an das Ziel, das man ursprünglich vor Augen hatte. Der Mensch wächst an bewältigten Aufgaben und Problemen. Wer jeder Herausforderung aus dem Weg geht, kann auch keine Triumphe feiern und kei-nen Stolz erleben.

So bauen Sie Ihre Stress-Abwehrkräfte auf

Besser, als auf Stress zu reagieren, ist natürlich, es gar nicht erst so weit kommen zu lassen. Vor allem gegen eine chronisch hohe Belastung kann man sich schützen. Wer regelmässig Inseln der Erholung, Inspiration und Freude in seinen Alltag einbaut, verhindert, im Stress-Sumpf stecken zu bleiben oder gar zu versinken.

Folgende Aktivitäten können als Puffer gegen Stress wirken. Ergänzen Sie die Liste mit eigenen Ideen:

- **Soziale Aktivitäten:** Freunde treffen, Spielabende …
- **Kulturelle Aktivitäten:** Lesen, Musik hören, Museumsbesuche, Reisen …
- **Körperliche Aktivitäten:** Sport, Spaziergänge …
- **Kreative Aktivitäten:** Malen, Musizieren, Schreiben, Basteln …
- **Regelmässige Entspannung:** ein Bad nehmen, Meditieren, Massagen, Yoga …
- **Passiv-konsumatorische Aktivitäten:** Fernsehen, Sauna, Nickerchen machen …

TIPP *Achten Sie darauf, dass auf Freizeitaktivitäten kein Leistungs- oder Zeitdruck lastet. Sie wollen sich erholen und nicht neue Belastungen schaffen.*

Warum uns Kleinigkeiten manchmal nicht mehr loslassen

Ja, es ist eine Kleinigkeit, und ja, es ist schlimm! Hinter belastenden Ereignissen steckt oft eine lange Geschichte, auch wenn der Auslöser noch so banal zu sein scheint.

Stress und Druck gehören zum Leben, Ärger zählt gar zu den am häufigsten erlebten Emotionen. Normalerweise «verrauchen» Stress und seine Symptome relativ schnell. Man fängt vom Chef eine Schelte ein? Das nächste Lob kommt bestimmt. Der Geschäftspartner lässt einen warten? Er wird seine Gründe haben. Unter der Windschutzscheibe klemmt eine Busse? Zum Glück nur 40 Franken – alles halb so wild.

Die meisten von uns beruhigen sich körperlich und psychisch schnell wieder, auch wenn der erste Ärger vielleicht gross war. Bis wir einige Stunden später zu Hause angekommen sind, ist das ungute Gefühl verflogen und das Ereignis ist kaum mehr als eine Randnotiz im Tag, über die wir sachlich oder anekdotenhaft berichten. Wenn überhaupt.

Es gibt aber auch Erlebnisse, die wir nicht so leicht zur Seite schieben können. Sie mögen Aussenstehenden vielleicht trivial und alltäglich vorkommen, aber uns haben sie aufgewühlt. Irgendwie hat der Vorfall einen wunden Punkt getroffen, auch wenn wir gar nicht genau sagen können, weshalb. Wir kriegen auch Tage später beim blossen Gedanken an das Ereignis einen Kloss im Hals, spüren wieder diese Beklemmung, Unsicherheit und dieses mulmige unangenehme Gefühl, diesen schalen Nachgeschmack bis hin zu Niedergeschlagenheit und Scham. Erzählen wir jemandem davon, ernten wir häufig Unverständnis. Die meistgenannten Ratschläge in solchen Situationen sind, es «nicht so tragisch» zu nehmen, weil die ganze Sache doch «gar nicht so schlimm» sei. Ja, richtig: Objektiv betrachtet ist es gar nicht so schlimm, das sehen wir auch ein. Doch warum wurmt es uns dann immer noch, warum können wir nicht einfach «Schwamm drüber» sagen und die Erfahrung weglegen, das Kapitel abschliessen?

TIPP *Lassen Sie sich nicht diktieren, ob etwas schlimm ist für Sie oder nicht. Wenn Sie etwas nachhaltig wütend oder traurig macht, ist das für Sie sehr real und aufwühlend. Und hat seine guten Gründe.*

Versuchen Sie immer wieder, auch die Situation Ihres Partners zu sehen: Für einen Aussenstehenden – und wenn es um Ihr Innerstes geht, sind nun mal alle anderen Aussenstehende – ist es rational vielleicht wirklich schwer nachzuvollziehen, warum Ihnen zehn Minuten Verspätung, eine Busse von 40 Franken oder die schlechte Laune des Chefs so zusetzen. Und möglicherweise wissen Sie ja selber nicht so genau, was dahintersteckt.

Die folgenden Abschnitte zeigen, warum alle Menschen wunde Punkte haben und wie man sie selber entdecken kann.

So entstehen unsere wunden Punkte

Jeder Mensch macht in seinem Leben seit frühester Kindheit Erfahrungen im Umgang mit anderen Menschen. Erfahrungen, die schön und stärkend sind, aber auch solche, die einschüchtern und kränken. Zusammen bilden die aufbauenden ebenso wie die schwächenden und schädigenden Erfahrungen die Sozialisationsgeschichte. In dieser Sozialisationsgeschichte bilden sich sogenannte Schemas aus. Schemas sind Produkte unserer Lerngeschichte, welche einen Einfluss auf das Hier und Jetzt haben, auf unsere Wahrnehmung, unser Denken, unser Fühlen und unser Verhalten. Wie eine getönte Brille beeinflussen sie die Art und Weise, wie wir die Welt sehen und wie wir uns darin bewegen.

TIM hörte als Kind von seinem Vater immer wieder, dass er ein Nichtsnutz sei, dass die anderen Geschwister alles viel besser machen würden und dass er dumm und ein Störenfried sei. Wenn Tim eine gute Schulnote nach Hause brachte, war der einzige Kommentar des Vaters: «Ha, war wohl eine einfache Prüfung, was!» Oder: «Hast wieder mal Glück gehabt, auch ein blindes Huhn findet mal ein Körnchen.» Tim lernte so, dass er es nie richtig machen konnte und Erfolge nicht sich selber zuschreiben durfte – das wird zu einem Schema. Später, im Erwachsenenleben, wird dieses Schema im Beruf immer wieder aktiviert. Wenn ihm Aufgaben anvertraut werden, traut Tim sich diese vorerst mal nicht zu. Sobald jemand etwas an seinen Arbeiten kritisiert, wehrt er sich nicht, selbst wenn die Kritik ungerechtfertigt ist. Tim wird traurig und resigniert.

Auch wenn wir alle solche Schemas haben, wissen die wenigsten von uns über sie Bescheid. Deshalb kann es sein, dass wir in bestimmten Situationen heftig oder einfach seltsam reagieren, ohne dass uns klar ist, warum.

Wenn ein Vorfall unser Innerstes trifft

Erlebt der Mensch Stress oder ein belastendes Ereignis, kann ihn das auf mehreren Ebenen berühren. Sachlich und oberflächlich – oder aber auch tiefer, wenn ein wunder Punkt getroffen wird (eben ein Schema aktiviert

wird). Unser Erleben lässt sich dabei wie ein Trichter abbilden:
Auf der obersten Ebene dieses Erlebnistrichters liegt die sachliche, detailreiche Beschreibung des Geschehenen. Also das, was nüchtern betrachtet passiert ist und uns gestresst hat. Hören wir auf uns, nehmen wir erste oberflächliche Gefühle wahr. Unter Druck sind das oft Nervosität, Anspannung oder Gereiztheit, Ärger. Schauen wir genauer hin, stossen wir auf tieferliegende Gefühle. Sehr oft sind das Gefühle von Scham, Einsamkeit, Trauer, Hilflosigkeit oder vielleicht auch von Verzweiflung und Resignation. Wenn wir der Sache nun ganz auf den Grund gehen, finden wir zuunterst im Trichter vermutlich ein Schema, das während unserer bisherigen Biografie entstanden ist.

DER ERLEBNISTRICHTER

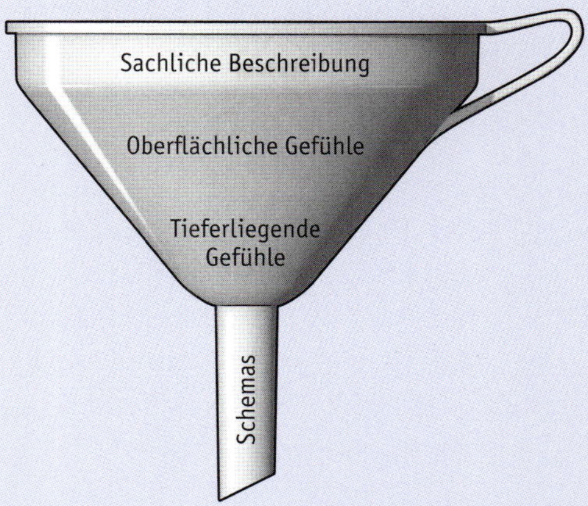

Typische wunde Punkte

Grundsätzlich gibt es viele verschiedene Schemas. Es gibt jedoch Themen, die gehäuft auftreten. Beispiele von besonders verbreiteten Schemas finden Sie in der Tabelle auf den Seiten 99/100.

Sie haben die Tabelle durchgesehen und sich gerade beim einen oder anderen Punkt angesprochen gefühlt? Keine Angst, das ist normal. Es ist natürlich, vor einem Vortrag aufgeregt zu sein und auf die Rückmeldungen aus dem Publikum sensibel zu reagieren, von einem schlechten Prüfungsergebnis enttäuscht zu sein oder sich Vorwürfe zu machen, weil man den Bus verpasst hat. Denn diese Situationen stellen eine Barriere auf dem Weg zu einem Ziel dar. Diese Barriere frustriert und demotiviert. Doch wenn das Ereignis objektiv von geringer Bedeutung ist (man kann ja den nächsten Bus nehmen), sollte der Stress relativ schnell wieder verrauchen. Die körperliche Anspannung (physiologische Reaktion) nimmt in der Regel rasch wieder ab, der Puls normalisiert sich. Dies sind Zeichen, dass die Situation für Sie letztlich unbedeutend war und kein persönliches Schema aktiviert wurde.

GUT ZU WISSEN *Dauert die Anspannung an, hallt das Ereignis innerlich nach, bleibt die Verstimmung und hält ein mulmiges Gefühl im Magen an, dann können Sie davon ausgehen, dass es sich für Sie nicht einfach um eine triviale Situation handelte, sondern dass diese bei Ihnen ein Schema aktiviert hat.*

Sobald aber ein persönliches Schema aktiviert wird, dauert der Stress an: Der Vorfall beschäftigt Sie noch lange, etwas wurmt Sie, die Gedanken drehen sich immer wieder um das Ereignis, und dieses lässt Sie einfach nicht richtig los. Eine Reihe von Warum-Fragen geht Ihnen vermutlich durch den Kopf: Warum habe ich so und nicht anders reagiert? Warum hatte ich nicht den Mut, die Dinge richtigzustellen, als mich der Vorgesetzte zu Unrecht kritisierte? Warum habe ich mich auf die Prüfung nicht besser vorbereitet? Warum passiert mir das immer wieder? Warum ist mir die Meinung der anderen so wichtig? Warum kann ich das nicht einfach stehen lassen?

Dieses Nachhallen von Situationen ist ein verlässliches Zeichen dafür, dass ein Schema bei Ihnen aktiviert wurde. Und nun ist es legitim, dass die Situation Sie stärker als erwartet beschäftigt, dass Sie Ihren Stress in die Partnerschaft hineintragen und über längere Zeit an der Situation zu beissen haben.

HINWEIS *Ärger, der bald verfliegt, muss nicht zu Tode diskutiert werden. Wenn Sie aber etwas Negatives erleben, das Sie kaum mehr loslässt, sollten Sie das klären.*

Wird ein wunder Punkt getroffen, beschäftigt einen ein Vorfall über Stunden, Tage, Wochen oder Monate. Die emotionale Reaktion braucht dabei nicht unbedingt heftig und intensiv zu sein, sondern kann auch leise und auf den ersten Blick unspektakulär erfolgen. Sie kann schwelend sein, einen schlapp und bedrückt machen, einem die Freude und Energie rauben. Dass solche Stresserfahrungen zur Beziehungsprobe werden können, hängt mit der beschriebenen Egozentrik unter Stress, der schlechten Laune, Gereiztheit oder allgemeinen Negativität zusammen – und vor allem damit, dass einen der Partner nicht versteht. Nicht verstehen kann – ausser man würde ihm mitteilen, weshalb man sich so fühlt, doch gerade das weiss man häufig selber nicht.

VERBREITETE SCHEMAS

Schema	Inhalt	Auslöser	Tiefere Gefühle
Soziales Bindungsschema	■ Bin ich wichtig? ■ Bin ich liebenswert?	■ Jemand kommt zu spät: Sie glauben, dass Sie dieser Person nicht wichtig genug sind. ■ Eine wichtige Person kritisiert Sie: Sie befürchten, dass sie Sie nicht mehr schätzt und Ihre Beziehung darunter leiden wird. ■ Ihr Partner will ein gemeinsames Vorhaben, das Ihnen viel bedeutet, nicht ausführen: Sie nehmen dies als Zeichen für seine mangelnde Wertschätzung und Liebe.	Gefühle, nicht geliebt zu werden, unnütz zu sein, andere zu stören, eine Last zu sein; Unsicherheit, Trauer, Verzweiflung, Einsamkeit
Soziales Bewertungsschema	■ Genüge ich? ■ Was denken die anderen von mir?	■ Sie halten einen Vortrag und ernten nur verhaltenes Lob: Sie fürchten, dass Ihre Leistung vielleicht als ungenügend empfunden wurde und dass die Zuhörer Sie nicht kompetent finden. ■ Sie wollen sich in einer Gruppe zu Wort melden und werden nicht berücksichtigt: Sie interpretieren das dahingehend, dass die anderen an Ihrer Meinung kein Interesse haben. ■ Sie erscheinen in unpassender Kleidung an einem Anlass: Es scheint Ihnen, als schauten alle auf Sie und fänden Sie schrecklich daneben.	Gefühle der Minderwertigkeit, Scham, Kränkung, des Ausgeliefertseins; Angst, bewertet zu werden; Traurigkeit, Resignation

Schema	Inhalt	Auslöser	Tiefere Gefühle
Leistungs-schema	■ Ich bin nur etwas wert, wenn ich etwas leiste. ■ Ich muss perfekt sein. ■ Andere bewerten meine Person nur nach meiner Leistung.	■ Schule oder berufliches Umfeld: Sie stehen unter stetigem Druck, sich profilieren zu müssen, und hoffen, durch Ihre Leistungen Anerkennung, Status und Zuneigung zu erlangen. ■ Prüfungsmisserfolg: Sie vergleichen sich mit anderen, die besser waren, und schämen sich für Ihre schlechte Leistung. ■ Mittelmässige Qualifikation durch Ihren Vorgesetzten: Sie sind enttäuscht, weil Sie sich höhere Ziele gesteckt haben, und hadern mit sich.	Unruhe, Enttäuschung, Versagensangst, Traurigkeit, Scham, Minderwertigkeit, Gram
Kontroll-schema	■ Ich muss in meinem Leben alles kontrollieren können und alles im Griff haben.	■ Bus verpasst: Sie hintersinnen sich, dass Ihnen das passieren konnte. Hätten Sie den Fahrplan besser im Kopf gehabt, wäre das nicht geschehen.	Enttäuschung, Frustration, Kontrollangst, Gefühl des Ausgeliefertseins und der Hilflosigkeit, Trotz, Verweigerung, Hader

SUSANNE und ihr Partner Eric sind beruflich sehr engagiert. Wenn die beiden endlich einen gemeinsamen freien Abend haben, erledigt Susanne zunächst die Hausarbeit. Ihr Freund fühlt sich zurückgestossen, da dies auf Kosten der wertvollen Paarzeit geht, und hat das Gefühl, dass seine Partnerin den Abend eigentlich gar nicht mit ihm verbringen will. Er ist frustriert und zieht sich mürrisch in den Bastelkeller zurück. Susanne wiederum leidet darunter, dass er sie zurückweist und keine Lust mehr hat, mit ihr etwas zu unternehmen, sobald sie mit der Hausarbeit fertig ist. So streiten die beiden an ihren freien Abenden immer öfter.

Vermutlich würden viele Männer in dieser Situation so reagieren wie Eric und sich zurückgestossen fühlen, sich grollend zurückziehen und schliesslich ihrem Frust freien Lauf lassen. Denn Susannes Verhalten scheint tatsächlich einer Zurückweisung gleichzukommen.

Sie wiederum ist enttäuscht und niedergeschlagen, wenn er sich zurückzieht und sie beschimpft. Ein Blick in die Biografie von Susanne zeigt die Hintergründe auf: Sie wuchs in ärmlichen Verhältnissen auf und musste nach dem frühen Tod der Eltern in ihrer Kindheit mehrmals ihre engsten Bezugspersonen wechseln. Sie wohnte bei den Grosseltern, bei Verwandten, in Heimen. So fand sie kein stabiles Zuhause, in dem sie emotionale Nähe, Liebe und Geborgenheit hätte erfahren können. Sie erlebte nie, dass sie bedingungslos geliebt wurde, sondern bekam immer nur dann Zuneigung, wenn sie sich nützlich gemacht hatte.

Susanne lernte: «Wenn ich arbeite und helfe, dann bekomme ich wenigstens ein bisschen Zuwendung.» Diese Einsicht wurde ihr Schema. Sobald sie nun als Erwachsene Zeit für Zweisamkeit mit ihrem Partner gehabt hätte – welche sie sich auch wünschte –, schaltete sich automatisch dieses Schema ein. Susanne konnte sich die gemeinsame Zeit erst gönnen, nachdem sie sich die Zuneigung ihres Partners «verdient» hatte, indem sie sich im Haushalt nützlich gemacht hatte. Doch statt mit Zuneigung re-

AKTIVIERUNG VON SCHEMAS

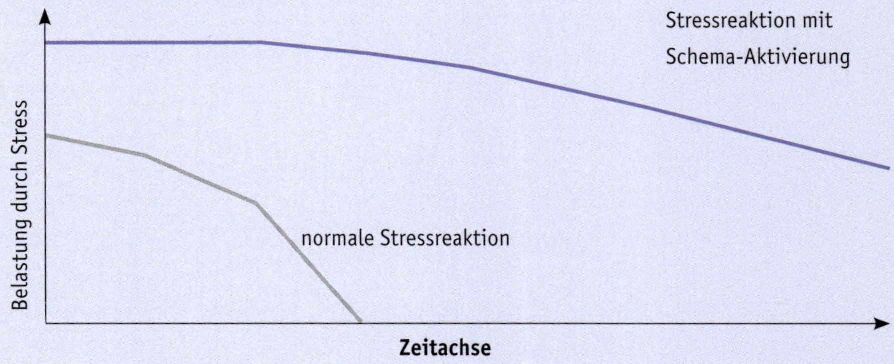

agierte Eric mit Rückzug und Vorwürfen, sodass sich wiederum Susanne zurückgestossen und unverstanden fühlte. Beide wurden ärgerlich – und stritten um etwas, um das es im Grunde gar nicht ging.

Für Susanne und ihren Partner Eric wäre es wichtig, das Muster hinter den wiederkehrenden Streitereien zu erkennen und die Geschichte, die dahintersteckt, gemeinsam zu erarbeiten. Denn wie oben beschrieben, ist die äussere Konfliktsituation häufig nicht das wirkliche Problem, sondern nur Ausdruck eines aktivierten Schemas.

Schemas überwinden

Was bedeutet dies nun für den Alltag? Wie lässt sich ein anderer Umgang mit solchen Situationen finden? Zunächst: Anstatt gleich Unzulänglichkeiten, Boshaftigkeit oder einen schlechten Charakter seitens des Partners zu vermuten, hilft es nachzufragen: «Was ist mit dir los?», «Warum reagierst du so?»

Kommt Ihr Partner zum Beispiel gereizt oder verschlossen nach Hause, fragen Sie nach, warum er schlecht drauf ist. Beziehen Sie seine schlechte Laune nicht gleich auf sich selbst, denken Sie nicht reflexartig, dass er Sie nicht mehr liebt und nicht mehr gern nach Hause kommt. Fragen Sie nach, interessieren Sie sich: So werden Sie besser verstehen, was geschehen ist und warum es ihm schlecht geht.

Fragen Sie beide regelmässig und – was unerlässlich ist – wechselseitig nach, dann lernen Sie sich mit der Zeit immer besser kennen, lernen Ihre Stärken und Schwächen gegenseitig zu akzeptieren und zu tolerieren. Nur durch solche Gespräche, in denen Sie einander mit echtem Interesse begegnen, löst sich vieles auf – und damit erledigt sich ganz häufig das Problem. Wenn dieses allerdings zu gravierend ist und die beiden Partner erkennen, dass die Lösung ihre gemeinsamen Kräfte übersteigt, dann sollten sie professionelle Hilfe (Psychotherapie oder Paartherapie) in Anspruch nehmen.

GUT ZU WISSEN *Nachfragen ermöglicht eine fruchtbare Auseinandersetzung mit der Stresssituation. Das erlaubt Ihnen, das Problem als solches zu erkennen und seine Wirkung auf den Partner zu erahnen. Indem sich der vom Stress Betroffene mitteilen kann, eröffnet sich die Gelegenheit, die Situation und die Funktionsweise des Partners besser zu verstehen.*

Wissen, was den Partner wirklich bewegt

Nur wenn Sie Ihrem Partner klar mitteilen, was genau Sie an einer Sache wirklich stört, verletzt oder aufwühlt, hat er eine Chance, Sie zu verstehen und Ihnen dabei zu helfen, das Problem zu bewältigen. Tauchen Sie im Trichter des Erlebens nach unten, vorbei an den sachlichen Details, unwichtigen Rahmenbedingungen und den oberflächlichen Emotionen, und stossen Sie über die tieferliegenden Emotionen zu Ihrem Schema vor. Sie werden viel darüber erfahren, wie Sie die Welt sehen.

HINWEIS *Stellen Sie sich vor, Sie sitzen mit Ihrem Partner Rücken an Rücken auf einem Hügel und betrachten die Landschaft durch die getönte Brille Ihrer persönlichen Schemas. Sie sagen: «Die Welt ist rot.» Er sagt: «O nein. Die Welt ist blau.» Recht haben beide. Einander verstehen werden Sie aber erst, wenn Sie realisieren, dass Sie beide getönte Brillen tragen, und wenn Sie einander davon auch erzählen.*

Um Ihr persönliches Schema zu entdecken, brauchen Sie Zeit und die Bereitschaft, die einschlägigen Situationen kritisch zu betrachten. Das belastende Erlebnis nochmals sorgfältig durchzugehen und zu ergründen, warum genau es so schlimm war, fällt häufig leichter, wenn man dies mit dem Partner gemeinsam tun kann, wenn er nachfragt und einen zu verstehen versucht. Es ist dabei sehr wichtig, dass dieser Austausch wechselseitig erfolgt: Einmal erzählt der eine Partner von seinem Stresserleben und sucht Unterstützung, dann wieder hat der andere etwas Belastendes erlebt und braucht ein offenes Ohr. Beide Partner sollten füreinander da sein; vermeiden Sie Einseitigkeit (mehr dazu siehe Seite 136).

Wie Sie bei einem solchen Gespräch am besten vorgehen, erfahren Sie im nächsten Kapitel.

Emotionale Selbstöffnung

Legen Sie Ihre Maske ab und erzählen Sie Ihrem Partner, was Sie wirklich umtreibt. So bleiben Sie einander emotional nah und bekommen die Unterstützung, die Ihnen weiterhilft.

Jedes Problem, das mehr ist als eine blosse Bagatelle, hat zwei Seiten: eine emotionale und eine sachliche. Weil es einfacher und vor allem drängender scheint, versuchen die meisten Menschen, zuerst den sachlichen Aspekt zu bewältigen, und hoffen verständlicherweise, dass sich der emotionale Druck anschliessend von alleine in Luft auflöst.

ERSTE HILFE LEISTEN

Das hilft

- Zuhören und Interesse signalisieren
- Offene Fragen stellen: Was ist passiert? Wie ging es dir dabei?
- Verständnis zeigen
- In den Arm nehmen, halten, Zuwendung geben

Das sollten Sie unterlassen

- Das Problem ignorieren
- Das Problem kleinreden, herunterspielen und nicht ernst nehmen
- Sofort sachliche Hilfe und Ratschläge geben wollen
- Den Partner in seinem Stress lächerlich machen und abwerten

Dasselbe geschieht bei Paaren. Dennoch sollte partnerschaftliche Unterstützung stets auf der emotionalen Seite beginnen, weil man nur so zum wahren Kern eines Problems vorstossen kann. Und meistens zeigt sich, dass der alles andere als rein sachbezogen ist, sondern ganz viel mit uns und unseren Erfahrungen – unserer individuellen Lerngeschichte – zu tun hat.

Von Killerphrasen und falschem Trost

«Das ist doch gar nicht so schlimm!» Diese Reaktion in einer Stresssituation ist zwar meist gut und tröstend gemeint, aber sie richtet häufig mehr Schaden an, als dass sie hilft. Denn sie signalisiert dem Hilfesuchenden, dass sein Problem eigentlich gar keines ist und dass es unverständlich ist, wegen «so einer Kleinigkeit» überhaupt in Stress zu geraten oder um Unterstützung und Verständnis nachzusuchen. Und so werden gut gemeinte Worte in der Belastung zu einer zweiten Ohrfeige.

Ein Ereignis im grösseren Rahmen zu sehen, kann zwar helfen. Auch emotionale Distanz zu gewinnen, ist nicht per se falsch. Aber diese Art der Bewältigung gehört nicht an den Anfang einer «Krisensitzung». Zuerst stehen emotionale Aspekte im Vordergrund, und die sind für den Hilfesuchenden sehr real und vielleicht sogar dramatisch. Wenn nämlich – wie ab Seite 96 beschrieben – ein persönliches Schema aktiviert wurde, hat die betroffene Person allen Grund, starken Stress zu erleben. Niemand hat dann das Recht, dieses Erleben als falsch und die Situation als «nicht so schlimm» zu bezeichnen. Zwar mag es stimmen, dass der Vorfall selber vielleicht banal war. Doch wird durch ihn ja erst das relevante Schema ausgelöst – und dies ist meistens schmerzhaft.

HINWEIS *Zuhören und Verständnis zeigen sind die beste Unterstützung für den Partner.*

Wenn uns die Reaktion des Partners ein Rätsel ist

Verständnis haben und mitfühlen – das sagt sich so leicht. Doch manchmal ist es gar nicht so offensichtlich und leicht nachvollziehbar, was den Partner wirklich bewegt. Folgendes Beispiel zeigt, weshalb.

HANNES arbeitet als Oberarzt in einem Spital. Als er eines Morgens mit dem Velo zur Arbeit fährt, verweigert ihm ein schnittiger Sportwagen den Vortritt. Es kommt zur Kollision, Hannes stürzt. Er erleidet Schürfungen und Prellungen, blutet aus dem Mund, ist aber sonst glücklicherweise nicht schwer verletzt. Der Automobilist steigt aus seinem Wagen und beschimpft Hannes, weil er vermutet, sein Auto habe nun Kratzer und Beulen. Er geht weder auf Hannes ein, noch entschuldigt er sich – ja, er kümmert sich nicht einmal um die Verletzungen des gestürzten Mannes, sondern hat nur seinen Wagen im Sinn. Hannes, ein gestandener Mann und erfolgreicher Arzt, bleibt am Boden sitzen, den Tränen nahe. Er ist so perplex, dass er sich überhaupt nicht wehrt und die Tirade des Autofahrers einfach über sich ergehen lässt.

Am Abend hat er Mühe, zu Hause vom Vorfall zu erzählen. Seine Frau Lisa erkundigt sich zuerst nach seinen Verletzungen. Sie ist aufgebracht wegen der Unverfrorenheit des Unfallverursachers, aber auch irritiert über die Niedergeschlagenheit ihres Mannes. Sie möchte ihn aufbauen und sagt: «Warum bist du überhaupt traurig? Es ist doch eine Frechheit, was passiert ist. Du solltest doch wütend sein!» Hannes fühlt sich von seiner Frau unverstanden und allein gelassen. Noch Wochen später belastet ihn der Vorfall, bei dem er ungerecht behandelt worden war, sich wie ein kleiner Schulbub gefühlt hatte und bei dem er seiner Meinung nach das Gesicht verloren hatte. Seiner Frau erzählt er nichts davon.

Der Vorfall und der Austausch darüber bleiben unbefriedigend, und zwar nicht nur für Hannes, sondern auch für seine Frau Lisa. Für ihn, weil er nicht die Unterstützung gefunden hat, die er von seiner engsten Vertrauten erwartet und benötigt hätte. Für Lisa, weil sie sehr wohl merkt, dass sie ihrem Mann nicht wirklich helfen konnte, dass sie ihn nicht verstanden hat und ihm dadurch in dieser schwierigen Situation auch nicht nah sein konnte.

Was ist schiefgegangen?

Hannes und Lisa haben es bei der Bewältigung dieser Situation verpasst, sich im Trichter des Erlebens (siehe Seite 97) auf die unteren Ebenen vorzuwagen und auf die effektiven Gründe für den Stress von Hannes einzugehen.

Statt über die tieferliegenden Gefühle zu sprechen, die durch das Erlebnis ausgelöst wurden, haben beide die oberste Ebene der sachlichen Beschreibung kaum verlassen. Das Paar bleibt beim Unfallhergang und dem Verhalten des Unfallverursachers haften und es gelingt ihm nicht, darauf einzugehen, was diese Situation für Hannes ganz persönlich bedeutet hat und weshalb sie für ihn so schlimm war.

GUT ZU WISSEN *Wirklich zu schaffen machen uns meist die Gefühle, die durch ein belastendes Ereignis ausgelöst werden. Wird ein wunder Punkt (Schema, siehe Seite 96) getroffen, dann geht es um mehr als nur die an und für sich meist unbedeutende Situation. Als ungeschriebene Gesetzmässigkeit gilt: Wer von Problemen und Sorgen rein sachlich beschreibend erzählt, bekommt sachliche Hilfe. Wer von seinen Gefühlen erzählt, erfährt Verständnis und bekommt emotionale Unterstützung.*

Hannes hat es verpasst, zu formulieren, was ihn am Verhalten des Unfallverursachers gestört hatte und was ihn nachhaltig weiterbeschäftigte und plagte: nämlich die Tatsache, dass er wie ein kleiner Schulbub behandelt und nicht ernst genommen wurde. Dass ihm während der ganzen Situation, obwohl er ja eigentlich im Recht gewesen wäre, jegliche Gleichwertigkeit abgesprochen wurde. Dass der Unfallverursacher nicht einmal den Anstand hatte, ihn nach seinen Verletzungen zu fragen, sondern sich nur um sein Auto gekümmert hatte. Hannes war zutiefst gekränkt und traurig darüber, wie mit ihm umgegangen worden war, und er fühlte sich klein und machtlos. Er schämte sich zudem, dass er nicht den Mut gehabt hatte, sich zu wehren und für seine Rechte einzustehen. Von all dem erfuhr seine Frau Lisa nichts. Er teilte ihr nicht mit, was ihn an dem Vorfall am meisten beschäftigte und wo er ihre Unterstützung am meisten gebraucht hätte. Das Gespräch blieb an der Oberfläche – und damit hatte Lisa keine Chance, Hannes bei der Bewältigung des Ereignisses wirklich zu helfen.

HINWEIS *Emotionale Unterstützung des Partners ist eine Holschuld. Sie können nur dann angemessene Hilfe bekommen, wenn Sie dem Partner erzählen, was Sie belastet.*

Was können die beiden besser machen?

Scham, Verletzlichkeit, Minderwertigkeit und Einsamkeit sind Gefühle, über die kaum jemand gerne redet. Einerseits, weil die meisten Menschen Angst haben, ihr Gesicht zu verlieren – sogar vor dem eigenen Partner. Andererseits, weil wir diese tieferliegenden, komplexen Emotionen nicht so leicht zulassen und schon gar nicht locker darüber sprechen können. Hannes hat zwar seine Traurigkeit wahrgenommen. Vielleicht war er aber darüber selber derart verwundert, dass er sie gar nicht richtig zur Sprache bringen konnte. Er wusste vielleicht im ersten Moment selber nicht, weshalb ihn die Situation so traurig machte, was in ihm ablief.

Damit der Hilfe suchende und der unterstützende Partner im Trichter des Erlebens gemeinsam auf die Ebene kommen, auf der das wahre Problem liegt, gelten für das Gespräch folgende Regeln:

Für den Hilfe suchenden Partner:

- **Konkret sein:** Sprechen Sie über eine ganz bestimmte Situation. Bleiben Sie bei diesem einen Erlebnis und lassen Sie zu, dass die Gefühle, die Sie in der Situation erlebt haben, wieder hochkommen.
- **Das persönliche Erleben:** Gehen Sie auf Ihre Gedanken, Einschätzungen und vor allem auf Ihre Gefühle ein. Dieses Erleben ist persönlich und individuell, es sind Ihre ureigenen Gefühle – da gibt es kein Richtig oder Falsch. Ihr Partner kann Sie aber nur verstehen, wenn Sie sich ihm mitteilen.
- **Die Bedeutung:** Versuchen Sie herauszuarbeiten, was genau Sie an der Situation so belastet. Was hat es für Sie so schlimm gemacht?

Für den unterstützenden Partner:

- **Aktives Zuhören:** Hören Sie Ihrem Partner aktiv zugewandt und interessiert zu. Lassen Sie ihm viel Raum, sich auszusprechen und zu ergründen, weshalb etwas für ihn belastend war.
- **Zusammenfassen:** Klären Sie im Verlauf des Gesprächs immer wieder, ob Sie Ihren Partner verstanden haben und ob Sie das Wichtigste aus seinen Schilderungen mitnehmen. Melden Sie Ihrem Partner zurück, was Sie verstanden haben. Damit zeigen Sie, dass Sie ihm zuhören, und helfen ihm bei der Klärung seiner Gefühle.
- **Offene Fragen,** sogenannte W-Fragen, stellen: Sie helfen dem Partner dabei, die Gründe zu finden, weshalb etwas so belastend ist. Beispiele: «Was hat das für dich bedeutet?», «Was hat dich so traurig gemacht?», «Wie ist es dir dabei ergangen? Wie hast du dich gefühlt?», «Warum setzt dir das so zu?» Solche Fragen erlauben es dem Partner, sich der wahren Gründe für sein Erleben bewusst zu werden und seine Gefühle zuzulassen.
- **Achtsam sein:** Machen Sie sich bewusst, dass es immer um das Erleben Ihres Partners geht – und nicht um Ihr eigenes. Interpretieren Sie

nichts hinein, drängen Sie den Partner nicht in eine Richtung und ziehen Sie ihm nicht die Würmer aus der Nase. Schaffen Sie lediglich gute Bedingungen dafür, dass er seinem Erleben auf den Grund gehen und diese Erfahrung mit Ihnen in einem schonungsvollen, verständnisvollen Rahmen teilen kann.

TIPP *In Situationen, in denen Sie gestresst sind, können Sie sich auch selber W-Fragen stellen:*

- *Was genau ist passiert?*
- *Was war besonders schlimm für mich?*
- *Warum war es so schlimm für mich?*
- *Wie habe ich mich dabei gefühlt?*
- *Welches war das stärkste, das wichtigste Gefühl?*
- *Warum war gerade dieses Gefühl so stark?*

Die Logik der Gefühle

Die Frau von Hannes hat ihren Mann nach bestem Wissen und Gewissen zu unterstützen versucht. Dennoch hat es nicht richtig funktioniert. Weshalb?

Lisas gefühlsmässige Reaktion entsprach nicht Hannes' Reaktion. Sie empfand anders als ihr Mann Wut, nicht Trauer, und sie beurteilte dieses Gefühl automatisch als das richtige. Sie folgte damit einer Logik der Gefühle, wie wir sie alle in uns abgespeichert haben. Diese Logik hilft uns, Situationen und deren emotionale Hintergründe zu verstehen. Sie funktioniert wie folgt (siehe auch Grafik auf der nächsten Seite):

Wir wissen, ohne darüber nachdenken zu müssen, dass jemand, der bedroht wird, Angst hat. Uns ist klar, dass jemand ärgerlich wird, wenn er provoziert wird, und dass man traurig wird, wenn man einen Verlust erleidet. Hier ein paar Beispiele zur Veranschaulichung:

- **Peter** bekommt die Aufgabe, eine Umfrage zur Mitarbeiterzufriedenheit durchzuführen. Er findet den Auftrag schwierig, da er so etwas noch nie gemacht hat, doch fühlt er sich der Sache gewachsen und packt sie voller Elan an.
  – Interpretation: Herausforderung
  – Gefühl: Aktivierung

- **Richard** soll in der nächsten Vereinssitzung das Programm des Jubiläumsjahrs vorstellen. Er fühlt sich überfordert und denkt, dass er das nicht könne, da er kein guter Redner ist. Er hat Angst, dass er sich blamieren könnte.
  – Interpretation: Bedrohung
  – Gefühl: Angst
- **Sabine** kehrt vom Kino zu ihrem parkierten Auto zurück. Während sie weg war, hat jemand mit einem Schlüssel den Lack zerkratzt. Sabine ist unglaublich verärgert.
  – Interpretation: Schädigung
  – Gefühl: Ärger
- **Anita** kehrt von einer kurzen Reise zurück. Zu Hause merkt sie, dass sie unterwegs den Anhänger verloren hat, den sie von ihrem verstorbenen Vater geschenkt bekommen hatte. Sie ist traurig über diesen Verlust.
  – Interpretation: Verlust
  – Gefühl: Traurigkeit

LOGIK DER GEFÜHLE

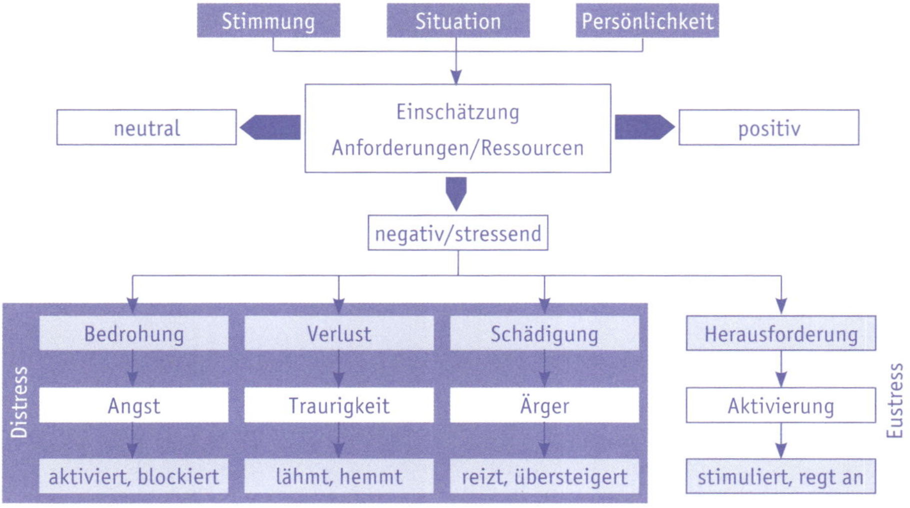

Die Frau von Hannes folgt mit ihrer Reaktion auf die Geschichte ihres Mannes ganz einfach dieser Logik: Sie kommt zum Schluss, dass er ungerecht behandelt und verletzt wurde. Für sie steht somit eine Schädigung im Vordergrund, die logische emotionale Reaktion darauf ist Ärger. Es ist daher folgerichtig, dass sie ihrem Mann rät, doch besser ärgerlich zu sein.

INFO *Vielleicht befürchten Sie, dass Sie Ihren Partner trotz aller Bemühungen nicht wirklich verstehen können. Dies ist in den wenigsten Situationen der Fall. Lassen Sie sich einfach auf seine Schilderungen ein und Sie werden merken, wie die Emotionen des Partners auf Sie überschwappen. So können Sie nachempfinden, wie er sich fühlt. Das bedingt allerdings, dass Sie beide sich nicht nur auf einer theoretischen Ebene bewegen, sondern in Ihre Gefühle eintauchen. Das mag auf den ersten Blick schwieriger erscheinen, als auf der rein sachlichen Ebene zu verharren. Doch es lohnt sich, denn nur durch echte emotionale Begegnungen entstehen Nähe, Intimität und Verbundenheit.*

Hätte ihr Mann davon erzählt, dass er sich erniedrigt gefühlt hatte und dass er gedacht hatte, ihm sei jegliche Gleichwertigkeit genommen worden, dann hätte seine Frau auch besser verstehen können, warum er sich traurig fühlte. Denn in seiner Wahrnehmung hatte Hannes nicht eine Schädigung, sondern einen Verlust erfahren – die logische emotionale Antwort darauf ist Traurigkeit, nicht Ärger.

Diese Überlegungen zeigen, dass wir zwar alle derselben Logik der Gefühle folgen, dass aber die Einschätzung ein und derselben Situation für jeden wieder anders ist. Somit löst die gleiche Situation bei unterschiedlichen Menschen unterschiedliche Gefühle aus, und wir können einander nur verstehen, wenn uns der Partner seine Einschätzung eines Erlebnisses mitteilt. Erst diese verrät uns, wie er sich wirklich fühlt.

Warum Erzählen und Verständnis so guttun

Die meisten Leute unterschätzen, wie wohltuend es ist, wenn man einfach mal berichten und erzählen kann. Das hilft, Erlebnisse aus einer neuen Perspektive zu sehen und zu verarbeiten.

TIPP *Nutzen Sie die Chance, in einer für Sie belastenden Situation das Wir-Gefühl zu stärken, indem Sie sich dem Partner mitteilen und mit ihm ergründen, weshalb eine Begebenheit für Sie so schlimm war. So erfahren Sie nicht nur Unterstützung, sondern schreiben gleichzeitig an Ihrer gemeinsamen Paar-Biografie. Dasselbe gilt natürlich, wenn Ihr Partner Stress hat und um Ihre Unterstützung nachsucht. Je grösser der Wir-Anteil in Ihrem Paarleben, desto mehr Gemeinsames ist da, auf das Sie aufbauen können.*

Die beste Unterstützung ist ein offenes Ohr und der Versuch zu verstehen, was der andere meint und erlebt hat. Der Rest ist, das mag erstaunlich sein, ziemlich oft irrelevant. Vielleicht weiss der Partner ja selber gar nicht so recht, warum ihn etwas derart aus der Bahn geworfen hat. Zusammen den Kern eines Problems zu erforschen, hilft ihm am besten. Und es nährt das Wir-Gefühl (mehr dazu im Kapitel «Investieren in das Projekt ‹Wir›», Seite 25).

«Streiten wir gerade über eine Verspätung von fünf Minuten?»

Der Auslöser einer belastenden Situation ist längst nicht immer so dramatisch wie ein Autounfall. Eine Teetasse am falschen Ort, eine schnippische Bemerkung oder ein verpasster Bus – die Gründe können völlig banal sein. Treffen sie bei uns einen Nerv (ein Schema, siehe Seite 96), reagieren wir heftig und knabbern lange daran. Wie aber erkennt man, dass etwas wirklich diskussionswürdig ist – und nicht einfach eine nervige Kleinigkeit?

Wenn Sie etwas tief betroffen gemacht hat und Sie es nicht hinter sich lassen können, sollten Sie das zur Sprache zu bringen. Ihr Partner kann nicht in Ihren Kopf oder Ihr Herz hinein sehen. Wenn eine stehengelassene Teetasse für Sie bedeutet, dass Ihr Partner Sie und Ihren Beitrag zur Beziehung nicht schätzt, dann müssen Sie ihm das sagen. Es wäre utopisch zu denken, dass er das einfach so wissen kann. Für ihn ist es einfach nur eine Tasse, eine nichtige Angelegenheit, ohne Bedeutung für Sie und die Beziehung.

TIPP *Bringen Sie zur Sprache, was Sie belastet. Wählen Sie dafür einen Moment, in dem Sie beide Zeit und Musse haben, in dem Sie merken, dass er richtig für Sie ist. Versuchen Sie zu spüren, ob auch Ihr Partner offen für ein Gespräch ist. Bleiben Sie beim Erzählen nicht auf der Sachebene stehen, sondern teilen Sie Ihrem Partner mit, was für Gedanken, Einschätzungen und vor allem Gefühle bei Ihnen ausgelöst wurden.*

Vielleicht kommt es Ihnen lächerlich vor, wegen einer Teetasse, einer Verspätung von fünf Minuten oder einem verpassten Bus Ihr Innerstes nach aussen zu kehren. Gar nicht lächerlich sind jedoch die Geschichten hinter diesen Dingen – und um diese sollte es in Ihrem Austausch gehen. Einige Beispiele dazu finden Sie im Kasten.

Nur wenn man den Hintergrund eines Ereignisses geklärt hat, reden beide Partner von derselben Sache und versuchen, dasselbe Problem zu lösen. Ohne dieses persönliche Zusatzwissen redet der eine über fünf Minuten Verspätung und der andere über das beklemmende Gefühl, sich nicht auf den Partner verlassen zu können. Und das sind zwei sehr unterschiedliche Dinge, sodass beide aneinander vorbeireden und keine wirkliche Begegnung stattfinden kann.

Vordringen zum wunden Punkt

So machen Sie Ihrem Partner klar, was wirklich hinter einem belastenden Ereignis steckt:

- Warten Sie auf einen Moment der Ruhe. Sie können sich nicht zwischen Tür und Angel emotional öffnen.
- Erzählen Sie anhand eines konkreten, möglichst aktuellen Beispiels, was Sie beschäftigt.
- Schildern Sie Ihre Gedanken und tieferen Gefühle zum Erlebnis.
- Arbeiten Sie heraus, weshalb die Situation für Sie so belastend war.

Für den Zuhörer gilt:

- Hören Sie aktiv zu.
- Stellen Sie offene Fragen.
- Lassen Sie Ihren Partner ausreden, geben Sie ihm Raum, sich mitzuteilen.
- Fassen Sie zwischendurch zusammen, was Sie gehört haben.

KLEINIGKEITEN – UND WAS DAHINTERSTECKEN KANN

Die «banale» Situation	Der mögliche Hintergrund
Fünf Minuten Verspätung	«Wenn du immer wieder zu spät kommst, gibt mir dies das Gefühl, dass es dir egal ist, ob ich auf dich warten muss oder nicht. Ich habe das Gefühl, dass ich dir gleichgültig bin. Ausserdem weiss ich dann jeweils nicht, ob ich mich überhaupt auf dich verlassen kann.»
Die stehengelassene Teetasse	«Ich habe das Gefühl, dass ich im Haushalt viel mehr erledige als du. Ich gebe mir Mühe, alles sauber zu halten, und räume meine Sachen weg. Aber du scheinst meine Bemühungen gar nicht wahrzunehmen, und das verletzt mich. Wenn du deine Tasse einfach stehen lässt, habe ich das Gefühl, du denkst: Sie wird das schon wegräumen. Ich habe das Gefühl, ich und meine Bemühungen sind dir egal. Ich denke dann, dass ich gleichgültig bin. Ich fühle mich von dir nicht wertgeschätzt.»
Ein flirtendes Gespräch mit dem Ex	«Es verletzt mich, dass du deinen Ex so angesehen hast und mit ihm so lange und intensiv gesprochen hast. Ich stand daneben und fühlte mich echt deplatziert. Zwar mag ich es dir gönnen, dass du an einer Party deinen Spass hast, doch tut es mir weh, wenn ich dann nicht mehr spüre, wie du zu mir stehst. Ich fühlte mich ausgeschlossen und stehengelassen und dachte, okay, das wars dann, jetzt geht sie zu ihm zurück.»

Viel Konfliktpotenzial verpufft, wenn erst mal klar ist, was eine bestimmte Situation für den anderen bedeutet und was hinter einem Ereignis steht. Denn wer will schon, dass sich der Partner allein fühlt oder denkt, man schätze seine Arbeit nicht oder er sei einem nicht mehr wichtig? Sobald Sie wissen, was die wunden Punkte Ihres Partners sind, können Sie besser darauf Rücksicht nehmen und ihm Sorge tragen.

TIPP *Starten Sie nicht wegen jeder Kleinigkeit eine Grundsatzdiskussion. Das emotionale Öffnen und Erzählen soll Ihnen bei* *wirklichen Schwierigkeiten helfen, es soll jedoch nicht bei belanglosem Stress zur Regel werden. Fragen Sie sich also zunächst, ob ein Ereignis Sie nachhaltig belastet – oder ob Sie einfach nur im Moment mit einer Situation Mühe haben, die Sie aber durchaus selber bewältigen können.*

Das richtige Timing fürs Gespräch

Emotionales Erzählen braucht Raum, Zeit und Ruhe (siehe auch Seite 30). Und die sind in einer Beziehung kostbares Gut, gerade wenn Kinder da sind. Es wäre eine Illusion zu glauben, dass man gleich nach dem Überqueren der Türschwelle die nötige Musse hat, seinem Partner das Herz auszuschütten. Werfen Sie trotzdem einen «Anker» aus: Sagen Sie Ihrem Partner, dass heute nicht Ihr Tag war und dass Sie das bei Gelegenheit besprechen möchten. Beim Essen, wenn Sie allein sind, wenn die Kinder im Bett sind oder halt erst beim nächsten ausgedehnten Spaziergang.

TIPP *Kehren Sie ein belastendes Ereignis nicht unter den Teppich, weil Sie glauben, den Moment zum Reden verpasst zu haben. Bringen Sie die Sache bei der nächsten günstigen Gelegenheit zur Sprache. Zu spät ist es nie.*

Was tun, wenn beide gleichzeitig Unterstützung brauchen?

Es wird in einer Beziehung immer wieder Tage geben, an denen beide Partner gleichzeitig Trost und Aufmunterung suchen und auf Unterstützung hoffen. Was tun in so einer Situation?

Sich erst mal Zeit geben

Wenn beide gestresst und irritiert aufeinandertreffen, lohnt sich als Erstes oft ein Rückzug. Wer zuerst für sich Kraft tankt oder sich abreagiert, hat nicht nur ein offeneres Ohr für die Probleme des andern. Er kann auch seine eigene belastende Situation klarer schildern.

Schaffen Sie sich einen «Werkzeugkasten» mit Instrumenten, die Sie in Stresszeiten hervorholen können und die Ihnen Entspannung und Bodenhaftung verschaffen. Hören Sie Ihre Lieblings-CD, gehen Sie eine Runde joggen oder lassen Sie ein heisses Entspannungsbad einlaufen. Eine Liste mit weiteren Vorschlägen (die selbstverständlich auch Platz für persönliche Ergänzungen bietet) finden Sie im Kapitel 4, «Unterstützung geben und bekommen», auf Seite 84.

TIPP *Bedenken Sie, dass Sie für die Bewältigung Ihres Stresses primär selbst verantwortlich sind. Bringen Sie ihn wenn möglich erst in die Beziehung, wenn Sie damit allein nicht zurechtkommen.*

Wer hilft zuerst? So setzen Sie Prioritäten

Die Situation ist verzwickt: Beiden geht es schlecht, beide werden mit ihrem Problem allein nicht fertig, und beide wünschen sich Unterstützung. Was nun? In solchen Situationen kommt man nicht darum herum, seriell – also einer nach dem andern – die Erzähler- beziehungsweise Zuhörerrolle einzunehmen (siehe Seite 78). So kann man sich gegenseitig aus dem Stress «herausschaukeln».

Vorrang hat in solchen Fällen das drängendere, grössere Problem. Nur – welches ist das? Schliesslich gibt es keinen objektiven, universell gültigen Massstab zur Einschätzung des persönlichen Problemerlebens. Vermutlich können Sie aber dennoch abschätzen, wer dringender Unterstützung und Rat braucht. Wenn nicht, dann verschwenden Sie keine Energie auf diesen Punkt. Es ist nämlich letztlich unwichtig, wer sich zuerst äussern darf, sofern beide gleichermassen Zeit und Aufmerksamkeit bekommen.

Vielleicht müssen Sie ohnehin warten, bis Sie dazu kommen, in Ruhe von Ihrem Erlebnis zu erzählen, weil beispielsweise die Kinder noch nicht im Bett sind. Erzählen Sie der Reihe nach, worum es geht, sobald Sie die nötige Musse haben. Auch wenn es etwas später als sonst wird, bis Sie ins Bett kommen – dies ist gut investierte Zeit.

TIPP *Werten Sie das Problem Ihres Gegenübers nicht vorschnell als Bagatellfall ab, nur weil Sie selber gerade mit etwas anderem hadern.*

SICH ÖFFNEN IST EINE MÖGLICHKEIT – KEINE PFLICHT

Vielleicht kennen Sie die Situation: Sie spüren – oder glauben zu spüren –, dass Ihren Partner etwas belastet, aber dieser will sich dazu einfach nicht äussern. Vielleicht fühlen Sie sich dadurch zurückgewiesen oder Sie sind enttäuscht, dass der Partner sein Erleben nicht mit Ihnen teilen möchte. Als oberste Regel gilt jedoch: Sich vor dem Partner zu öffnen, ist eine Option, keine Verpflichtung – und es braucht den richtigen Zeitpunkt dazu. Der Partner ist keine Zitrone, die man nach Belieben auspressen kann, nur weil man denkt, dass Saures drinsteckt. Es ist im Gegenteil wichtig, seine Grenzen zu respektieren und seinen Wunsch nach Rückzug und Ruhe zuzulassen. Machen Sie später wieder ein Angebot, zuzuhören. Signalisieren Sie: «Ich bin da, sobald du bereit bist und mich brauchst.» Den Zeitpunkt der Selbstöffnung muss Ihr Partner selber wählen. Doch wenn er spürt, dass Sie für ihn da sind, wird dieser Zeitpunkt kommen. Drängen Sie nicht, seien Sie einfach da, offen und zugewandt.

Dauert der Rückzug an, dann fragen Sie behutsam nach, warum es dem Partner schwerfällt, sich Ihnen mitzuteilen. Machen Sie ein Kommunikationsangebot. Nicht, um Ihre Neugier zu befriedigen oder Ihren Wunsch zu helfen ausleben zu können, sondern um Ihrem Partner den ersten Schritt zu erleichtern. Damit schaffen Sie die besten Voraussetzungen für ein Gespräch. ■

Helfen hilft auch dem Helfer

Wer in seinen eigenen Schwierigkeiten gefangen ist, vergisst oft, dass Unterstützung zu geben auch eine Kraftquelle ist. Es ist ganz einfach schön, wenn man seinem Partner bei einem Problem helfen oder mit ihm einen Weg aus einer misslichen Situation finden kann.

HINWEIS *Unterschätzen Sie nicht, wie wohltuend es ist, jemandem zu helfen. Das gilt auch, wenn es Ihnen selber gerade nicht glänzend geht.*

Emotionale Selbstöffnung ist nicht einfach

Emotionale Selbstöffnung ist schon anspruchsvoll, wenn es sich um Stress ausserhalb der Partnerschaft handelt (z. B. Kritik eines Vorgesetzten, Tuscheln der Nachbarn, Ausgrenzung des Kindes usw.). Noch schwieriger aber ist es, sich dem Partner emotional mitzuteilen, wenn sich der Konflikt innerhalb der Paarbeziehung abspielt.

Nach einem lauten Streit zum Beispiel kann kaum jemand aus dem Ärmel schütteln, dass er sich während der gesamten Auseinandersetzung im Grunde genommen sehr einsam gefühlt hat. Auch eine komplexe, facettenreiche Emotion wie Trauer oder Scham wahrzunehmen, kann schwierig sein. Vielleicht haben Sie selber überhaupt nicht mit solchen Gefühlen gerechnet oder finden sie unangemessen oder unpassend. Diese Emotionen dann auch noch in Worte zu fassen, fällt den meisten Menschen schwer.

ALLES NUR FRAUENKRAM?

Nicht wenige Menschen haben das Klischee verinnerlicht, dass Gefühle Frauensache seien und dass ein richtiger Mann nicht über sein Innenleben spreche – schon gar nicht, wenn es um Traurigkeit, Angst oder Scham geht. Falls Sie bei sich ein bisschen etwas von dieser Haltung entdecken: Verabschieden Sie sich schnell von diesen veralteten Vorstellungen von männer- und frauentypischem Verhalten. Studien zeigen unmissverständlich, dass Männer genauso wie Frauen fühlen und genauso wie Frauen zu Mitgefühl fähig sind. Es ist lediglich möglich, dass Männer im Zuge der Sozialisation weniger gut gelernt haben, zu ihren Gefühlen zu stehen und über diese zu reden. Dann bietet gerade die Partnerschaft die Chance, dies vermehrt zu tun. ■

Stolperstein Geschlechterrolle

Manchmal ist die Geschlechterrolle ein zusätzliches Hindernis. Als Mann einzugestehen, dass man sich schwach und herabgesetzt gefühlt hat, scheint sozial noch immer wenig akzeptiert. Entsprechend gross ist die Hemmschwelle. Umso wichtiger ist es, dass Sie versuchen (und das gilt für beide Geschlechter), die eigenen Emotionen wahrzunehmen und klar auszudrücken und die Gefühle des Partners nachzuempfinden und Verständnis dafür zu äussern.

GUT ZU WISSEN *Auch wenn Frauen gemeinhin als emotionaler gelten – das offene Kommunizieren der eigenen Gefühle fällt alles in allem beiden Geschlechtern gleich schwer.*

Darum lohnt es sich, die Maske zu lüften

Sie scheuen davor zurück, Gefühle wie Traurigkeit, Einsamkeit, Hilflosigkeit oder Scham vor Ihrem Partner zu äussern? Das ist verständlich – und doch gibt es viel, das Sie gewinnen können:

- Emotionales Erzählen bedeutet, ganz sich selbst zu sein.
- Emotionales Erzählen schafft Intimität.
- Emotionales Erzählen macht uns menschlich.
- Menschlich sein und Schwächen haben macht uns sympathisch.

Die meisten Menschen tragen im Alltag eine Maske: Sie haben eine Rolle, übernehmen Funktionen und können nur selten ganz sich selbst sein. Die Maske verleiht einen gewissen Schutz, doch sie zu tragen ist auch anstrengend. Unsere Partnerschaft ist einer der ganz wenigen Orte – vielleicht der einzige –, wo wir sie lüften dürfen (mehr dazu auf Seite 142).

Emotionales Erzählen bedeutet, dass man von seinen Fehlern, Schwächen und Unzulänglichkeiten berichtet. Es ist nicht schön, jemandem zu sagen, dass wir uns in einem Streit klein und machtlos gefühlt haben. Doch es macht uns sympathisch und verschafft uns Erleichterung. Und wenn der Partner angemessen darauf eingeht, schafft der Austausch Nähe und Intimität – das verbindet.

GUT ZU WISSEN *Männer und Frauen wollen keinen Übermenschen als Begleiter. Sie wollen einen Weggefährten mit Ecken und Kanten, Stärken und Schwächen, kurz und gut: jemanden, der ihnen auf Augenhöhe begegnet.*

Entwicklungsschere und permanenter Austausch

Sie sind sich sicher: Ihren Partner kennen Sie nach all den Jahren in- und auswendig. Wirklich? Es könnte sein, dass nicht nur Ihr Computer ein Update braucht.

Das Leben besteht zum Glück nicht nur aus Schwierigkeiten und Krisen. Das emotionale Erzählen und Sich-Öffnen, wie es weiter vorne vorgestellt wurde, ist zwar in erster Linie für solche Zeiten gedacht. Doch schliesslich gibt es neben dem Not- auch den Normalfall. Nutzen Sie diese ruhigen Phasen für den gegenseitigen Austausch genau nach dem gleichen Muster. Teilen Sie einander mit, was für Ziele, Wünsche, Bedürfnisse und Visionen Sie haben. Lassen Sie Ihren Partner daran teilhaben, machen Sie ihn zum Begleiter Ihrer Entwicklung. Denn genau wie Ihr Computer braucht auch Ihre Beziehung immer wieder mal ein Update: eine Mussestunde, in der Sie und Ihr Partner sich erzählen, wo Sie im Leben gerade stehen und wo Sie hin möchten. Die Wahrscheinlichkeit ist nämlich gross, dass Sie weniger Ahnung voneinander haben, als Ihnen bewusst und lieb ist.

Von der Lieblingsfarbe bis hin zum grössten Traum und dem geheimsten Wunsch – frisch Verliebte wollen alles voneinander wissen. Sie löchern einander mit Fragen zu den kleinen und grösseren Dingen im Leben. Und was machen Paare in langjährigen Beziehungen? Die fragen höchstens noch, ob der andere eine oder zwei Kugeln Glace zu den heissen Himbeeren will. «Wieso noch fragen?», scheint die Devise zu sein. «Ich kenne den andern nach so vielen Jahren Beziehung doch so oder so in- und auswendig.» Diese Annahme ist ein kapitaler Fehler.

Beziehungsrisiko Entfremdung

Entfremdung gehört neben Langeweile und Monotonie zu den grössten Gefahren in langfristigen Beziehungen. Vielleicht sitzen wir eines Morgens am Frühstückstisch und stellen fest, dass wir die Person, die sich gerade heftig über einen bestimmten Zeitungsartikel aufgeregt hat, offenbar überhaupt nicht kennen. Sie erscheint uns plötzlich fremd und ist im schlimmsten Fall jemand, den wir heute gar nicht mehr heiraten würden. Diese Erkenntnis lastet bleischwer auf uns und führt vielleicht zur später beschriebenen Kosten-Nutzen-Analyse der Beziehung (Seite 212). Danach möglicherweise zur Trennung oder Scheidung.

Aber auch hier gilt: Entfremdung tritt nicht plötzlich auf. Wir alle verändern uns, aber in den seltensten Fällen von heute auf morgen. Viel wahrscheinlicher ist, dass der Kontakt zueinander langsam und schleichend bröckelt, weil wir uns zu wenig intim mitteilen und einander so aus den Augen verlieren.

GUT ZU WISSEN *Unterschiedliche Entwicklung, eine gewisse Routine und die Verarmung der Kommunikation sind die wichtigsten subjektiven Trennungs- und Scheidungsgründe. Das sind glücklicherweise alles Dinge, gegen die Sie als Paar etwas unternehmen können.*

Niemand ist sich «plötzlich» fremd

Sich unbemerkt auseinanderzuleben, gehört für viele Paare zu den drängendsten Ängsten. Tatsache ist: Wir alle verändern – oder besser: entwickeln – uns. Was lebt und wächst, kann nicht einfach bleiben, wie es ist. Sich zu verändern, ist gesund und wichtig. Und ja, es ist durchaus möglich, dass sich zwei Partner in verschiedene Richtungen entwickeln!

TIPP *Streben Sie keine Gleichschaltung Ihres Lebenswegs an. Bleiben Sie einander nahe und tauschen Sie sich aus. So können Sie Unterschiede als erfrischende Brise für Ihre Partnerschaft nutzen.*

Stellen wir uns eine klassische Rollenverteilung vor: Der Mann geht arbeiten und verfolgt seine Karriere, während die Frau sich der Kindererziehung und dem Haushalt widmet. Das sind ganz verschiedene Aufgaben mit ganz unterschiedlichen Herausforderungen. Die beiden wachsen jeweils in ihren Aufgaben und machen dabei ihre eigene Entwicklung durch. Und trotzdem sind vielleicht beide überrascht, wenn der andere nach einiger Zeit «nicht mehr der Gleiche» ist und beidseits das Verständnis für die Sicht des anderen fehlt.

Paare in lange dauernden, glücklichen Beziehungen pflegen einen regelmässigen Austausch über ihre Träume, Sorgen und Wünsche. Sie fragen sich nicht nur ab und zu, wo sie im Leben stehen und was sie sich erhoffen, sondern teilen die Ergebnisse dieser Überlegungen ihrem Partner auch mit.

So klappt das Updating

Schaffen Sie sich bewusst Freiräume, um sich gegenseitig auf den neusten Stand zu bringen, zum Beispiel bei einem Spaziergang oder einem gemeinsamen Essen. Das ist besonders wichtig, wenn Sie Kinder haben und Zeit füreinander keine Selbstverständlichkeit mehr ist. Machen Sie sich Gedanken zu folgenden Fragen und teilen Sie die Antworten mit Ihrem Partner:

- Wo stehe ich gerade im Leben?
- Was ist mir im Moment das Wichtigste?
- Wofür verwende ich am meisten Zeit?
- Was möchte ich gern ändern?
- Was wünsche ich mir?
- Worauf freue ich mich?

Keine Angst vor Unterschieden

Das Ziel Ihrer Gespräche sollte nicht sein, möglichst viele Gemeinsamkeiten zu finden. Unterschiede haben durchaus ihr Gutes: Sie geben einer Beziehung Spannung. Die gemeinsame Basis sollte jedoch vorhanden sein. Geniessen Sie die Unterschiedlichkeiten als Würze in Ihrer Beziehung, als Mittel gegen Langeweile und Monotonie.

Das Updating kann und soll die Entwicklungsschere nicht aufhalten. Wenn Sie sich aber regelmässig darüber austauschen, was bei Ihnen ansteht, werden Sie sich trotz eigenständiger Entwicklungen nahe bleiben.

MARTHA UND HANS sind seit über dreissig Jahren verheiratet, nachdem sie einander in der kaufmännischen Lehre kennengelernt hatten. Hans arbeitete sich über die Jahre hoch und bekleidete schliesslich eine Kaderstelle in einer Milchproduktefirma, Martha kümmerte sich um die drei Kinder und übernahm gelegentlich Aushilfsjobs. Ihr Leben verlief in den üblichen Bahnen einer ganz normalen Familie, unspektakulär und ruhig. Hans fuhr viel ins Ausland, engagierte sich im Gemeinderat, spielte in der Freizeit Fussball und bildete sich weiter. Martha traf Freundinnen, las viel und kümmerte sich um die Familie. Trotz ganz unterschiedlicher Lebensbereiche blieben sich Hans und Martha emotional nahe.

Hans rief auf Auslandreisen jeden Abend kurz an, brachte Geschenke heim und reservierte sich regelmässig Zeit für die Familie. Oft gingen alle gemeinsam am nahen Fluss spazieren, unternahmen Ausflüge und verbrachten zweimal pro Jahr miteinander Ferien. Martha und Hans hörten nie auf, sich für das Leben des anderen zu interessieren: Sie erzählten einander von ihren Erlebnissen, sprachen über ihre Sorgen, Wünsche und Ziele und schmiedeten Zukunftspläne. Gemeinsam engagierten sie sich auch für das Wohl der Kinder. So sind sie sich als Paar nah geblieben. Auch noch nach dreissig Jahren Ehe gehen sie Hand in Hand im Wald spazieren – für sich, unauffällig, ins Gespräch versunken.

5

Toleranz und Fairness

Sie sind eine begnadete Unterhalterin, Ihr Partner so gut wie ein Sternekoch? Geben und Nehmen sind in einer Partnerschaft auf verschiedensten Ebenen möglich – nur ausgewogen sollte die Sache sein. In diesem Kapitel steht, warum das wichtig ist und warum es hilft, wenn Sie fünf auch mal gerade sein lassen.

Toleranz zählt – aber wie umsetzen?

Wenn zwei Menschen mit unterschiedlichen Bedürfnissen eine Beziehung leben, braucht es Nachsicht und Flexibilität. In diesem Kapitel erfahren Sie, wie Sie tolerant sein können, ohne selbst zu kurz zu kommen.

Die Wäsche am Boden, ein Schuhberg vor der Haustür und ein stetes Schniefen der Triefnase während der Lieblingssendung – ist doch alles kein Problem! Schliesslich sieht man mit ein bisschen Grosszügigkeit über solche Dinge ganz einfach hinweg. Immerhin ist Toleranz das Zauberwort für umgängliches Zusammenleben. Oder?

So einfach ist die Sache leider nicht. Denn sogar Kleinigkeiten können manchmal ganz schön nerven. Wie aber findet man heraus, wann Toleranz angezeigt ist – und wann man Stopp sagen soll und darf?

Was es bedeutet, tolerant zu sein

Toleranz und tolerant sein werden oft missverstanden: Für viele bedeutet das, nachzugeben – egal, um welchen Preis. Hauptsache, der Friede bleibt gewahrt.

Aber Toleranz ist nicht einfach nur ein grosszügiges Abweichen von einer Idealvorstellung. Und schon gar keine passive, märtyrerhafte Hingabe an ein ungewolltes Schicksal oder blindes Nachgeben. Konfliktvermeidung hat mit Toleranz nicht das Geringste zu tun. Tolerant zu sein heisst vielmehr, bei auseinandergehenden Haltungen und unterschiedlichen Bedürfnissen kompromissbereit und konstruktiv nach einer Lösung zu suchen.

INFO *Toleranz ist der bewusste Entscheid, einzulenken, Kompromisse zu finden oder eine Sache zu akzeptieren, nachdem man ihren Hintergrund verstanden hat.*

Tolerant zu sein wird gemeinhin als erstrebenswerte Eigenschaft angesehen – die meisten von uns möchten als tolerante und grosszügige Menschen gelten. Das kann schon mal dazu führen, dass man allzu häufig klein beigibt – oder dass man seine eigenen Bedürfnisse in unangemessener Weise den Ansprüchen des Partners unterordnet. Toleranz in einer Partnerschaft sollte jedoch keine einseitige Angelegenheit sein. Es geht im Gegenteil um ein wechselseitiges, faires Aufeinander-Eingehen, um ein Abgleichen der eigenen Bedürfnisse mit denen des Partners. Im Falle von unterschiedlichen Anliegen gilt es, Lösungen zu finden, die für beide tragfähig und akzeptabel sind. Ein tolerantes, kompromissbereites Klima ist eine wesentliche Grundlage für eine konstruktive Beziehung.

Eine Herzensangelegenheit

Echte Toleranz kommt von Herzen – auch wenn man allzu häufig meint, sie müsse rational begründet sein. So möchten wir in einer bestimmten Situation zum Beispiel verstehen, weshalb der Vorschlag des Partners besser sein soll oder warum seine Bedürfnisse wichtiger sein sollen als unsere eigenen. Doch darum geht es gar nicht – denn mit dem Verstand werden wir nie wirklich entscheiden können, wessen Bedürfnisse richtiger oder wichtiger sind. Beide Partner haben ihre Ansichten, ihre Wünsche und Ziele, und es gibt kein Schiedsgericht, welches darüber urteilen könnte, wer recht hat. Recht haben beide. Daher können wahre Kompromisse nur über einen emotionalen Zugang gefunden werden. Während wir uns auf der Verstandesebene häufig in schöngeistige Debatten und Machtkämpfe verstricken, haben wir auf der Gefühlsebene meist eine grosszügigere Haltung. Wenn wir gefühlsmässig verstehen, weshalb dem Partner etwas wichtig ist, dann werden wir auch eher zu einem Kompromiss bereit sein.

Dies bedeutet, dass Sie nicht versuchen müssen, Ihren Partner verbal von Ihrer Ansicht zu überzeugen. Sondern dass Sie ihm mitteilen, weshalb Sie etwas emotional ganz elementar brauchen.

HINWEIS *Wenn es um unterschiedliche Bedürfnisse geht, ist jede Partnerschaft eine Gratwanderung zwischen Egoismus (Ich-Zentrierung) und Partnerzentrierung oder Paarzentrierung. Es geht weder darum, immer nur die Bedürfnisse des Partners zu befriedigen, noch darum, stets die eigenen Wünsche erfüllt zu bekommen. Toleranz macht es möglich, den Blick für beide zu wahren.*

Keine grosse Sache? Und es stört mich doch

Es ist doch nur eine Kleinigkeit ... Das Eselsohr im Buch, das man dem Partner ausgeliehen hat, die liegengelassene PET-Flasche im Auto, die «falsch» ausgedrückte Senftube, die Spritzer auf dem Spiegel nach dem Zähneputzen. Und trotzdem können diese banalen Dinge Missstimmungen oder sogar Streitereien von beeindruckendem Ausmass auslösen. Doch warum genau nerven einen Dinge, die an und für sich trivial sind?

HINWEIS *Schauen Sie hinter die Fassade, wenn eine Kleinigkeit immer wieder Streit auslöst. Denn wenn etwas nachhaltig stört, steckt meist mehr dahinter.*

Zugegeben, es hat etwas Kleinliches, wenn man nicht darüber hinwegsehen kann, dass der Partner die Senftube von der Mitte und nicht vom Ende her ausdrückt. Die meisten Leute würden wohl an die Toleranz der Betroffenen appellieren. Tatsächlich wird es aber in den wenigsten Fällen wirklich um die oberflächlichen Dinge gehen. Denn gestritten wird letztlich nicht über den Zahnpastaspritzer oder über das stehengelassene Glas. Sondern darüber, wofür diese Dinge stehen: zum Beispiel für die Missachtung eines Grundbedürfnisses einer Person (mehr dazu unten).

Daher gilt: Viele Dinge sind unbedeutend – man arrangiert sich damit. Doch jenen Dingen, die uns nachhaltig stören, sollten wir auf den Grund gehen, so unbedeutend sie auf den ersten Blick auch erscheinen mögen.

TIPP *Gehen Sie einen Moment in sich, bevor Sie Ihren Partner mit einer seiner Marotten konfrontieren. Fragen Sie sich:*

- *Was stört mich wirklich an seinem Verhalten?*
- *Geht es wirklich nur darum – oder steckt mehr dahinter?*
- *Könnte ich mich da nicht grosszügig zeigen? Warum tue ich es nicht?*

Nur wenn Sie formulieren können, was wirklich das Problem ist, kann Ihr Partner Sie verstehen und auf Ihre Bedürfnisse eingehen. Verzichten Sie auf rationale Argumente. Gehen Sie stattdessen auf die Suche nach den Gründen, warum etwas Sie persönlich so stark stört.

Weiter vorn in diesem Ratgeber finden Sie eine detaillierte Anleitung, wie Sie zum Kern eines scheinbar unbedeutenden Problems vordringen können

(«Warum uns Kleinigkeiten manchmal nicht mehr loslassen», Seite 94). Diese «Hintergrundrecherche» mag auf den ersten Blick aufwendig erscheinen. Es lohnt sich jedoch, sie zu betreiben, denn so bereiten Sie den Boden für ein fruchtbares Gespräch mit Ihrem Partner und ermöglichen es ihm, sich tolerant zu zeigen.

Welches Bedürfnis ist denn wichtiger?

Verabschieden Sie sich von der Idee, dass Sie bei Uneinigkeiten niet- und nagelfest festlegen können, wer recht hat und wer nicht. Oder wessen Bedürfnis wichtiger ist. Es gibt ganz einfach kein objektives Mass dafür. Die Ordnungsliebe des einen bedeutet beispielsweise automatisch eine Einschränkung für den andern, der vielleicht lieber im organisierten Chaos wohnen würde. Beide Bedürfnisse sind gleichwertig.

Ähnliche Partner haben in der Regel weniger Reibereien, da sie in wichtigen Anliegen und Werten übereinstimmen. Trotzdem: Auch solche Paare erleben Situationen, in denen sie unterschiedliche Ansichten oder Wünsche haben. Zudem verändern sich Bedürfnisse im Verlauf der Zeit, sie können sich auseinanderentwickeln. Deshalb ist Toleranz in allen Phasen einer Beziehung eine wichtige Grösse.

TIPP *Halten Sie sich nicht mit Diskussionen auf, welches Bedürfnis wichtiger ist. Konzentrieren Sie sich lieber auf die Suche nach einer Lösung, die für beide funktioniert. Das ist das Einzige, was zählt.*

Was, wenn wir uns nicht einig werden?

Viele Leute machen den Fehler, dass sie den Partner und seine Bedürfnisse ändern wollen. Es funktioniert nicht! Zudem steckt dahinter auch ein fundamentaler Denkfehler. Denn nicht der Partner oder seine Wünsche sind das Problem, sondern die Unvereinbarkeit zweier verschiedener Bedürfnisse.

TIPP *Machen Sie sich Ihren Partner nicht zum Feind. Sondern verbünden Sie sich miteinander und definieren Sie Ihre Meinungsverschiedenheit als Feind. Kämpfen Sie gemeinsam gegen diesen an.*

MELANIE UND MARC haben immer wieder Streit. Sie möchte mehr Nähe und Gemeinsamkeiten, er möchte mehr Freiheiten und Autonomie. Marc nervt es, wenn er ständig mit Melanie und ihren Freundinnen in den Ausgang gehen muss. Lieber würde er – wie vor der Beziehung mit Melanie – ab und zu alleine oder mit seinen Kollegen losziehen. «Das ist anders», sagt er dann, «du verstehst das nicht, aber manchmal habe ich einfach Lust, wie früher wieder ungebunden zu sein, herumzuhängen und mit Kumpels etwas anzustellen.» Melanie fehlt dafür der Sinn. Sie findet, dass man gemeinsam ausgeht, wenn man in einer Partnerschaft ist. Diese unterschiedlichen Bedürfnisse führen immer wieder zu Konflikten. Beide möchten den anderen davon überzeugen, dass ihre Sicht der Dinge richtig sei.

Eines Abends weint Melanie im Zimmer, als Marc vom Ausgang zurückkommt. Betreten fragt er, was los sei. Sie haben zusammen ein langes, gutes Gespräch. Melanie kann Marc erklären, warum für sie das Gemeinsame so wichtig ist, warum sie in dieser Sache nicht grosszügiger sein kann, was sie belastet und weshalb sie seine Nähe so sehr braucht. Sie erzählt von der Scheidung ihrer Eltern, als sie noch ein kleines Mädchen war, und davon, wie sehr sie sich immer gewünscht hat, einem Menschen wirklich nah sein zu können. Marc spürt erstmals, was das Bedürfnis nach Nähe und Geborgenheit für Melanie bedeutet. Er realisiert, dass es ihr nicht darum geht, ihn einzuengen oder ihm etwas wegzunehmen. Dadurch fällt es ihm leichter, sein Verhalten zu ändern – und das wiederum führt dazu, dass Melanie ihm mehr Freiheiten gewähren kann.

Wenn es darum geht, bei unterschiedlichen Bedürfnissen tolerant zu sein, sind der Reihe nach folgende Fragen wichtig: Können wir das Problem ändern? Wenn nicht: Finden wir eine Lösung? Wenn nicht: Was passiert dann?

1. Können wir das Problem ändern?

Der eine liebt das lockere Chaos, der andere die klare Ordnung. Lässt sich die Unstimmigkeit beheben, indem sich der eine dem anderen anpasst und ordentlicher oder eben lockerer wird? Das wäre oberflächlich betrachtet zwar die einfachste Lösung, sie ist aber leider auch die unwahrscheinlichste. Denn wenn sich die Partner so leicht anpassen könnten, wären sie vermutlich gar nicht in diese Auseinandersetzung geraten.

2. Wenn wir das Problem nicht ändern können: Finden wir dennoch eine Lösung?

Lassen Sie die Phantasie spielen. Vielleicht finden Sie ja eine neue, kreative Lösung? Eine detaillierte Anleitung für den Weg dazu finden Sie im Kapitel «Mit unterschiedlichen Bedürfnissen zurechtkommen» (Seite 40). In einem ersten Schritt formulieren Sie beide Ihre Bedürfnisse und hören einander zu, ohne zu werten. Argumentieren Sie nicht, sondern lassen Sie die Bedürfnisse des anderen als solche stehen. Je besser Sie herausarbeiten können, weshalb etwas für Sie emotional so wichtig ist, desto eher können Sie auf das Verständnis des Partners zählen. Wenn Sie erkennen, dass der Partner sein Bedürfnis nicht dazu missbraucht, um Sie zu kontrollieren oder zu dominieren, dann werden Sie häufig von selber dazu bereit sein, einzulenken. Wechselseitige Toleranz schlägt hier Brücken.

3. Was, wenn wir keine Lösung finden?

Sie haben sich ernsthaft bemüht – und doch keine Lösung gefunden, die für Sie beide stimmt? Es kommt vor, dass ein Problem unlösbar ist und sich trotz wechselseitiger Toleranz kein Kompromiss findet – nämlich dann, wenn die Bedürfnisse besonders existenziell und unverrückbar sind. Das kann zum Beispiel im Bereich sexuelle Treue, gegenseitige Achtung und Vertrauen oder bei religiösen oder moralischen Überzeugungen der Fall sein.

In solchen Fällen ist es wichtig, dass man dem Partner seine Bedürfnisse und Beweggründe sehr genau darlegt. Denn nur so hat er die Chance, die Hintergründe eines Verhaltens oder Wunsches zu verstehen – und gegebenenfalls zu akzeptieren, dass es keine Lösung, keine Möglichkeiten des Einlenkens gibt. Die Konsequenz daraus ist meist die Beendigung der Partnerschaft. So weit kommt es aber nur selten, da in der Regel einer der beiden Partner seine Bedürfnisse anpassen kann.

JANINE UND CLAUDE sind seit vier Jahren ein Paar. Die beiden haben sich stets stark angezogen und eine heftige Leidenschaft füreinander gespürt. Zu Beginn hatten sie viel Sex, an gewissen Tagen mehrmals. Beide hatten eine starke Libido und genossen die gemeinsame Körperlichkeit.

Als vor einem halben Jahr ihre Mutter gestorben ist, hat dies Janine sehr zugesetzt. Seither weint sie häufig abends im Bett, ist niederge-

LÖSUNGEN FINDEN – EIN BEISPIEL

Die Vorgeschichte

Alena ist vor einigen Monaten in die Wohnung ihres Freundes Mirko gezogen. Sie ärgert sich zunehmend darüber, dass Mirko gebrauchtes Geschirr in der Wohnung herumstehen lässt, und bittet ihn, die Gläser und Teller jeweils gleich in den Geschirrspüler zu stellen. Trotz der Ermahnungen findet sie fast täglich in irgendeinem Zimmer schmutziges Geschirr. Alena fühlt sich von ihrem Freund mehr und mehr schikaniert, weil sie ihn schliesslich mehrfach gebeten hat, das Geschirr wegzuräumen – es sei ja «keine grosse Sache». Inzwischen wird sie bereits beim Anblick der ersten Tasse wütend.
Mirko dagegen sieht nicht ein, was daran so tragisch sein soll, wenn mal ein Glas etwas länger herumsteht. Alenas Vorwürfe kontert er damit, dass sie schliesslich auch öfter Dinge liegen lasse.

Die Aussprache

Alena und Mirko überlegen in einem ersten Schritt, was wirklich hinter ihren Bedürfnissen und dem Verhalten des anderen steckt. Nachdem beide in sich gegangen sind, formulieren sie ihre Anliegen: Alena erzählt, sie fühle sich ausgenutzt und gering geschätzt. Sie habe das Gefühl, es sei für Mirko selbstverständlich, dass ein stehengelassenes Glas von ihr weggeräumt werde. Mirko hingegen berichtet, er fühle sich in der Wohnung, in der er vorher allein gewohnt habe, eingeschränkt. Ihn selber störe das Geschirr nicht und er erwarte auch nicht, dass Alena es wegräume. Aber er fühle sich zunehmend kontrolliert, ob er im Haushalt auch ja alles richtig mache.

Die Lösung

Beiden ist klar, dass sie an ihren unterschiedlichen Bedürfnissen in Bezug auf Ordnung nicht viel ändern können. Dank der Aussprache hat Alena aber erkannt, dass Mirkos unachtsam zurückgelassenes Geschirr nichts mit ihr oder einer Geringschätzung ihrer Bemühungen zu tun hat. Sie kann leichter akzeptieren, wenn mal etwas liegen bleibt. Mirko seinerseits ist achtsamer mit dem Geschirr, seit er realisiert hat, was für ein Signal er damit an Alena aussendet. ■

schlagen und energielos. Sie will für sich sein, und vor allem hat sie keine Lust auf Sex. Claude zeigt zwar vordergründig Verständnis, sieht jedoch nicht wirklich ein, weshalb sie nicht mehr miteinander schlafen. Er braucht mehr Sex, bedrängt Janine und wird gereizt, wenn sie sich ihm entzieht oder ihn zurückstösst. Eines Tages realisiert Janine, dass Claude mit einer Freundin schläft. Sie spricht ihn darauf an, es kommt zum Streit. Claude bleibt dabei, dass er mehr Sex brauche, dass es für ihn kein Leben ohne Sex gebe, auch nicht vorübergehend.

Janine merkt, dass sie damit Mühe hat und ihr alles sehr weh tut. Dennoch gibt sie sich ihm wieder hin, hofft, dass er bei ihr bleibt. Die Situation zerreisst sie. Nach einem Monat sucht sie erneut das Gepräch mit Claude und erklärt ihm, dass es für sie so nicht stimmt, dass sie etwas tut, was ihr nicht guttut.

Claude ist uneinsichtig. Da die beiden keine Lösung sehen, trennen sie sich.

Vorsicht vor Machtkämpfen

Machtkämpfe sind Gift für jede Beziehung – sie kosten viel Kraft, ohne produktiv zu sein. Anzeichen dafür sind eine Kommunikation, die sich verschlechtert (siehe Seite 76) oder gar der Umstand, dass ein für den anderen unerwünschtes Verhalten erst recht beibehalten oder sogar noch verstärkt wird.

Wenn Sie bei einer Auseinandersetzung merken, dass Sie dem Partner schlechte Absichten unterstellen oder befürchten, von ihm über den Tisch gezogen zu werden, dann ist die Chance gross, dass Sie sich in einem Machtkampf befinden. Bei einem Machtkampf geht es immer darum, zu siegen: den anderen zu dominieren, die eigenen Bedürfnisse, Wünsche und Ziele denjenigen des anderen überzuordnen und deren Erfüllung einzufordern. Eine solche Haltung führt nie zu einer guten Lösung. Doch wenn man in früheren Beziehungen schlechte Erfahrungen gemacht hat oder zu Hause bei den Eltern diesen Umgang miteinander beobachten konnte, kann er auch in der eigenen Partnerschaft Fuss fassen.

TIPP *Haben Sie ein wachsames Auge auf sich selber. Ertappen Sie sich dabei, dass Sie dem Partner mit einer Handlung oder* *einer Bemerkung eins auswischen wollen? Ziehen Sie die Notbremse und fragen Sie sich, weshalb das so sein könnte. Denn solche «Jetzt zeig ichs dir»-Spiele schaden enorm und bringen weder Ihnen noch Ihrer Partnerschaft einen Nutzen.*

Einschränkungen? Nicht mit mir!

Grösse zeigen und im richtigen Moment und in der richtigen Sache tolerant sein hat auch Vorteile. Denn wenn Sie fünf auch mal gerade sein lassen, kann dies manchmal auf unerwartete Weise zur langfristigen Lösung eines Problems beitragen. Es ist wissenschaftlich erwiesen, dass Leute, wenn man sie zu etwas drängt, mit Gegendruck und Aggression reagieren. Um auf das Beispiel von Alena und Mirko zurückzukommen: Je mehr Alena Mirko zu zwingen versucht, sein Geschirr wegzuräumen, desto mehr wird er es liegen lassen. Vielleicht aus Trotz und Widerstand, vielleicht um kein Territorium an sie zu verlieren oder keine Niederlage einstecken zu müssen. Damit sind wir erneut beim Thema Machtkampf. Beide kämpfen darum, mit ihrem Anliegen zu gewinnen. Es geht nicht mehr um die Sache selber, sondern nur noch darum, wer gewinnt.

GUT ZU WISSEN *Viele Änderungen werden gemacht, wenn der Druck wegfällt, sie machen zu müssen. Denn erst dann hat der Handelnde genügend Luft, sich aktiv und freiwillig für diese Änderung zu entscheiden.*

Die Folge sind Frustrationen und Verletzungen auf beiden Seiten – am Schluss gehen beide als Verlierer aus der Auseinandersetzung hervor. Wenn es dagegen beiden gelingt, dem anderen wirklich mitzuteilen, worum es geht, dann können Machtkämpfe vermieden werden. Dann kann man einlenken, weil man nicht dazu gezwungen wird. Man kann aus eigener Grosszügigkeit sein Verhalten ändern – und das fühlt sich ganz anders an.

Vielleicht braucht es manchmal mehrere Gespräche, um ein Problem zu lösen. Wie ab Seite 36 gezeigt wird, braucht es für tiefere Begegnungen zwischen den Partnern Zeit und Raum. Nur dann ist es möglich, sich emotional zu öffnen und dem anderen mitzuteilen, weshalb etwas störend, schmerzhaft oder inakzeptabel ist. Und erst wenn man den anderen emotional versteht, kann sich etwas bewegen.

Die Balance zwischen Geben und Nachgeben finden

Verstricken Sie sich gelegentlich in Machtkämpfe? Wenn das Gleichgewicht in Sachen Toleranz in Schieflage gerät, unterstützt Sie die Übung im Kasten, wieder zu einer konstruktiven Haltung zu finden.

Jeder Partner soll seine Liste unabhängig vom anderen machen. Arbeiten Sie in Musse für sich heraus, was Sie in der Beziehung stört, welche Aspekte im Verhalten des anderen Ihnen unangenehm oder verletzend sind. Nehmen Sie sich Zeit zum Nachdenken und Nachspüren.

ÜBUNG: WAS MICH WIRKLICH STÖRT

Jeder schreibt für sich maximal sechs Dinge auf, die ihn im Zusammenleben mit dem Partner stören. Markieren Sie jeweils maximal drei Dinge als «mir sehr wichtig» – Ihr Partner sollte sie unbedingt beachten bzw. etwas daran ändern, damit Sie sich in der Beziehung weiterhin wohlfühlen. Drei weitere Aspekte kennzeichnen Sie als «wünschenswert». Diese wären für Sie zwar wichtig, aber Sie können zugunsten des Partners auch darauf verzichten und sich anpassen – eben tolerant sein.

Aus Gründen der Fairness ist es wichtig, dass Sie sich bei dieser Übung auf Dinge beschränken, die Ihnen wirklich am Herzen liegen. Verzichten Sie darauf, Sachen aufzulisten, die für Sie von untergeordneter Bedeutung sind.

- Besprechen Sie die Aspekte, die Sie aufgeschrieben haben.
- Warum sind für Sie die drei als «mir sehr wichtig» markierten Dinge so zentral? Versuchen Sie, dies im Gespräch mit Ihrem Partner herauszufinden, sich ihm mitzuteilen.

Wenn beide Partner ihre Listen erstellt haben, setzen Sie sich gemütlich und ungestört zusammen und besprechen Sie die Punkte der Reihe nach. Einer fängt an – der andere hört nur zu. Beginnen Sie mit den drei Aspekten, die Sie als «wünschenswert» bezeichnet haben. Erst danach wenden Sie sich den drei Aspekten zu, die Sie elementar stören, weil Sie es auch mit viel Anstrengung nicht schaffen, darüberzustehen.

Befassen Sie sich nur mit einem Punkt aufs Mal. Wechseln Sie ab: ein Punkt von Ihrer Liste, einer von jener des Partners. Befolgen Sie die

Sprecher- und Zuhörerregeln (mehr dazu ab Seite 78) und gehen Sie ein Thema in aller Ruhe durch. Lassen Sie sich auf Ihre Gefühle ein, arbeiten Sie heraus, weshalb ein bestimmter Punkt so wichtig ist für Sie. Suchen Sie nach Lösungen und Kompromissen, seien Sie offen für die Anliegen des andern.

Portionieren Sie die Gespräche, bevor sich Ermüdungserscheinungen zeigen: Nehmen Sie sich gegebenenfalls an weiteren Tagen Zeit, um die verbleibenden Aspekte gemeinsam zu diskutieren.

Das Kräftegleichgewicht – eine Gefühlsfrage

Eine Beziehung führen, in der das Kräftegleichgewicht nicht stimmt – das ist, wie wenn Sie einen Wagen mit verschieden grossen Rädern ziehen müssten. Also unglaublich anstrengend. Viel einfacher geht es, wenn beide Partner gleich viel in die Beziehung einbringen.

Keine Bange: Sie müssen nicht mit Erbsenzählen beginnen und penibel die Beiträge analysieren, die jeder von Ihnen leistet. Trotzdem ist es wichtig, dass in einer Beziehung ein gesundes Gleichgewicht zwischen Geben und Nehmen herrscht. Denn wenn diese Balance gestört ist, werden die Partner unzufrieden – ob sie nun ständig «draufzahlen» oder dauernd mehr bekommen, als sie selber geben können.

Geben und nehmen – beides ist wichtig

Es ist heute aufgrund etlicher Studien bekannt, dass der Mensch in Bezug auf Beziehungen Gerechtigkeit erfahren möchte. Zum einen heisst dies, dass wir nicht mehr geben möchten als der Partner, zum anderen aber auch, dass wir uns auf Dauer unwohl fühlen, wenn wir mehr bekommen, als wir gefühlsmässig verdienen. Denn dann fühlt man sich in der Schuld des anderen oder denkt, dass der andere einem aus Mitleid mehr gibt – beides eher unangenehme Gefühle.

INFO *Nur wenn sich Aufwand und Ertrag die Waage halten, fühlt sich das für den Menschen stimmig an. Das gilt für die Arbeit, die Beziehung, das ganze Leben.*

Wer ein Ungleichgewicht bezüglich Geben und Nehmen erlebt, fängt automatisch und vielleicht auch unbewusst an, dieses Gleichgewicht wieder herzustellen. Wege, dies zu tun, gibt es viele: Wer gefühlsmässig zu wenig bekommt, lässt beispielsweise bei seinen eigenen Anstrengungen nach oder holt sich ganz einfach mehr «Lohn». Wer mehr profitiert, als er gefühlsmässig verdient, strengt sich vielleicht mehr an, um die Belohnung zu verdienen. Oder aber er fängt an, die Vorteile gedanklich abzuwerten und als etwas Selbstverständliches zu sehen, als etwas, was ihm zusteht.

Die Bilanzierung zwischen Geben und Nehmen muss nicht unmittelbar, jedoch längerfristig zwingend ausgeglichen sein. So kann man durchaus über längere Zeit beim anderen in der Kreide stehen oder mehr investieren als er (siehe weiter unten), doch dann muss ein Ausgleich stattfinden. Häufig zählt dabei nicht das, was man objektiv gibt oder erhält, sondern wie dieses Geben und Nehmen subjektiv bewertet wird.

Deshalb braucht es ein ausgewogenes Verhältnis

Mit Berechnung oder gar Kleinkrämerei hat dieses Abwägen der Beiträge nichts zu tun. Aber bei einem Ungleichgewicht macht sich möglicherweise früher oder später eine Malaise breit. Vielleicht stellen sich Fragen wie: Warum fühle ich mich in der Beziehung nicht zufrieden? Weil ich mir ausgenutzt vorkomme? Weil ich mehr hineingebe als der andere? Weil ich dem anderen nie etwas geben kann, nur immer nehmen muss?

Interessanterweise löst bei vielen Menschen auch ein Übermass an Nehmen Unzufriedenheit aus. Und das aus gutem Grund: Wer geben kann, erlebt Wertigkeit, Sinnhaftigkeit, Nützlichkeit und möglicherweise auch Überlegenheit. Wer hingegen immer nur nehmen muss und nie etwas zurückgeben kann, für den hat das Nehmen möglichweise mit der

Zeit einen Beigeschmack von Abhängigkeit, Mitleid oder Unterlegenheit. Sätze wie «Ich kann ihm nie etwas schenken, er hat keine Wünsche», «Ich kann ihr nie etwas geben, sie kann ohnehin alles besser», «Er will nichts von mir, er hat schon alles oder kauft es sich selbst» sind in einer Partnerschaft ebenso problematisch wie ein Zuviel an Nehmen.

TIPP *Beide Partner müssen die Gelegenheit haben, zu geben und zu nehmen. Schaffen Sie diese Gelegenheiten! Beschenken Sie sich nicht nur materiell (CDs, Bücher, Süssigkeiten, Schmuck, Kleider), sondern auch mit sozialen Gesten (Lächeln, Interesse zeigen, Nachfragen, Verwöhnen, Zärtlichkeit, Zuwendung).*

Und was, wenn es ein Ungleichgewicht gibt?

Es gibt in Beziehungen immer wieder Phasen, in denen das Geben und Nehmen aus dem Gleichgewicht gerät. Vielleicht, weil der eine Partner krank oder gerade im Job verstärkt eingebunden ist. Das braucht nicht problematisch zu sein, wenn das Ungleichgewicht zeitlich beschränkt ist. Der «Ausgleich» muss auch nicht heute oder morgen passieren, jedoch in absehbarer Zeit. Dabei ist es wichtig zu bedenken, dass jeder immer geben kann. Vielleicht sind lediglich die Beiträge anders oder kleiner als in früheren Phasen der Beziehung.

GERTRUD ist seit Längerem krank und bettlägerig. Sie kann viele Aufgaben im Haus und ausserhalb nicht mehr erledigen. Ihr Mann Max übernimmt diese, geht einkaufen, wäscht und bügelt und kümmert sich weitgehend um die Kinder. Getrud hilft ihm dafür bei seinem Job als Makler, so gut sie kann. Mit einem Laptop auf der Bettdecke erledigt sie für ihn administrative Aufgaben, recherchiert im Internet und bedient das Telefon. So kann sie sich weiterhin nützlich machen und ihren Mann in vielen Aspekten entlasten. Max seinerseits geniesst die zusätzliche Zeit, die er nun mit den Kindern verbringt.

Wie viel «wert» ist mein Beitrag?

Seien Sie nicht vorschnell bei der Bewertung von Ressourcen, die jemand einbringt. Denn die Vielfalt ist riesig: Dazu zählen sowohl materielle als auch weniger handfeste Dinge wie Fähigkeiten oder Persönlichkeitszüge. Herrscht auf den ersten Blick ein Ungleichgewicht zwischen den Partnern, so häufig nur deshalb, weil sich Äpfel nicht mit Birnen vergleichen lassen: Der eine Partner steuert vielleicht mehr materielle Güter bei und ist tatkräftig, während der andere für Esprit oder Wärme sorgt. Einer behält in Krisensituationen einen kühlen Kopf, der andere ist ein Meister am Herd.

Niemand wird entscheiden können, welcher Beitrag der wichtigere oder wertvollere ist. Und selbst wenn es ein objektives Mass gäbe, wäre es nicht von Bedeutung. Es spielt keine Rolle, wer welche und wie viele Ressourcen in die Beziehung bringt. Entscheidend ist allein, dass die beiden Partner den Austausch als fair erleben.

Wie geht man mit Zweifeln am Selbstwert um?

Die meisten Menschen kennen das Gefühl, manchmal oder allgemein mit dem Partner nicht mithalten zu können. Vielleicht, weil sie materiell schlechtergestellt oder weniger erfolgreich sind, weniger gut aussehen oder mit einer schwierigen Vergangenheit kämpfen und es dadurch im Leben schwerer haben. Die Frage «Genüge ich?» kann irritierend bis hin zu quälend sein. Bei einem vermeintlichen Kräfteungleichgewicht sollten Sie sich folgende Dinge überlegen.

1. Niemand will den perfekten Partner.

Aus wissenschaftlichen Studien weiss man, dass Männer und Frauen in der Regel einen Partner oder eine Partnerin auswählen, die sie als ebenbürtig einschätzen. Wir sind also nicht auf der Suche nach jemandem, der perfekt ist, sondern wir suchen den, der am besten zu uns passt. Jeder hat seine Stärken und Schwächen, und jeder trägt seinen persönlichen Rucksack. Zu wissen, dass es dem Partner gleich ergeht, kann entlastend sein. Spielen Sie daher nicht den Starken oder die Souveräne, sondern legen Sie Ihre Fassade ab. Seien Sie sich selber, das ist auf Dauer weniger anstrengend und macht Sie allgemein und Ihrem Partner gegenüber sympathischer (siehe auch Seite 142).

2. Wert ist relativ.

Welches Gewicht eine bestimmte Eigenschaft oder vermeintliche Stärke in der Waagschale hat, ist situationsabhängig und subjektiv. Was für den

ÜBUNG: MEINE STÄRKEN, DEINE STÄRKEN

Machen Sie für sich allein eine Liste mit Dingen und Qualitäten, die Sie und Ihr Partner jeweils in Ihre Beziehung einbringen. Einige dieser Dinge wirken vielleicht auf den ersten Blick klein und unbedeutend, andere dagegen gewichtig und unverzichtbar. Tragen Sie ohne Wertung alles ein, was Ihnen spontan in den Sinn kommt. Einige Beispiele finden Sie zu Beginn des Rasters:

Meine Stärken	Die Stärken meines Partners
■ Ich bringe oft kreative Ideen, wie wir unsere Freizeit gestalten können. ■ Ich vergesse nie einen Geburtstag im Freundes- und Verwandtenkreis. ■ Ich sorge dafür, dass die Pflanzen in unserer Wohnung gesund sind. ■ ...	■ Mein Partner hat ein Flair für buchhalterische Dinge und kann gut mit Geld umgehen. ■ Mein Partner bewahrt auch in hektischen Situationen Ruhe. ■ Mein Partner ist ein toller Koch. ■ ...

Machen Sie sich klar: Diese Übung dient nicht dazu, herauszufinden, wer mehr oder weniger beiträgt. Die Listen sollen Ihnen ganz einfach Ihre Stärken in Erinnerung rufen. Vielleicht finden Sie Dinge, in denen Sie als Team besonders geschickt sind, aber auch Bereiche, wo Sie sich gut ergänzen. Geniessen Sie, was Sie beide für Qualitäten haben.

einen wünschens- und erstrebenswert ist, ist für jemand anderen belanglos, weil er selbst genug davon hat oder sich schlicht nicht dafür interessiert. Was nützt es, ein hervorragender Fussballspieler zu sein, wenn die Partnerin sich vielmehr wünschen würde, dass man den Kindern bei den Hausaufgaben hilft? Was nützt der perfekte Haushalt, wenn der Partner sich vielmehr wünscht, dass man am Abend auch mal gemütlich zusammensitzt und sich bei einem Glas Wein austauscht?

3. Status ist relativ.

Ob Bundesrat, Tierpfleger, Bäcker, Strassenwischer, Kranführer, Ingenieur oder Polarforscher – es gibt kein objektives Kriterium, das darüber entscheidet, wie wertvoll eine Person ist. Gesellschaftlicher Status zählt nicht, wenn man sich im intimen Zweierkreis der Beziehung bewegt. Was zählt, ist einzig die menschliche Begegnung, die Bereitschaft, sich in die Beziehung einzulassen, ihr Sorge zu tragen, für den anderen da zu sein. Was hat die Partnerin davon, wenn ihr Mann ein renommierter Wissenschaftler ist, aber für sie und die Familie keine Zeit hat?

HINWEIS *Denken Sie daran: Sie beide haben einander für diese Beziehung ausgewählt. Das allein belegt, dass Sie allermindestens «gut genug» füreinander sind.*

Wenn man an Status interessiert ist, dann punktet ein statushoher Partner; wenn man hingegen an Nähe, Authentizität und Liebe interessiert ist, spielt der Status eine untergeordnete Rolle oder kann sogar hinderlich sein. Entscheidend ist letztlich, was Ihnen persönlich wichtig ist. Fragen Sie sich ehrlich, was Sie in der Beziehung suchen.

Nähe bedingt Fairness

Schwächen zu zeigen, macht menschlich und sympathisch. Es macht aber auch verwundbar. Damit aus der Nähe kein Nahkampf wird, braucht es Spielregeln.

Die Sache ist einfach: Je näher man sich in einer Partnerschaft kommt, desto intimer und stärker wird die Beziehung. Sich nah sein bedeutet aber auch, dass man sich leichter auf die Füsse treten kann. Das schmerzt, wenn es zufällig passiert. So richtig weh tut es aber, wenn Absicht dahintersteckt. Denn wer die wunden Punkte seines Partners kennt, kann im Streit in Versuchung kommen, mit dem Finger drauf zu zeigen oder sogar darin herumzustochern. Das ist ein unverzeihlicher Verrat am einzigartigen, intimen Wissen, das man vom Partner hat – und man riskiert mit einem solchen Verhalten, die Beziehung nachhaltig zu zerstören.

Aus diesem Grund ist auch in Sachen Nähe und Distanz ein faires Gleichgewicht nötig. Es gilt für beide, sich dem Partner gegenüber zu öffnen, die eigenen Gefühle, Bedürfnisse und Ziele mitzuteilen, aber auch zu Schwächen und Unzulänglichkeiten zu stehen und sich dadurch mit dem Partner auf die gleiche Stufe zu stellen. Um es bildlich auszudrücken: Steigen Sie von Ihrem Podest herab und begegnen Sie sich in den Niederungen des Lebens. Denn da sind wir alle mehr oder weniger gleich, haben unsere Ängste und Sorgen, unsere Sehnsüchte und Neigungen, unsere Schwächen und Stärken.

INFO *Wer die intimen Seiten des Partners kennt, bekommt einen kostbaren Schatz. Und er trägt die grosse Verantwortung, damit sorgsam umzugehen und das Wissen nicht zu missbrauchen.*

Sich anvertrauen heisst, dem Partner Macht zu geben

Wer sich seinem Partner gegenüber emotional öffnet und ihn tief in sich hinein blicken lässt, macht sich verwundbar. Es entsteht ein Machtgefälle, und es besteht die Gefahr, dass dieses ausgenützt wird. Aber genau dieser eigentlich riskante Austausch und das Ablegen der eigenen Panzerung macht die Selbstöffnung so kostbar und verbindend. Sie signalisiert: «Ich vertraue dir und zeige dir mein Innerstes, weil ich weiss, dass dieses Wissen bei dir gut aufgehoben ist.» Eine stärkere Intimität als in diesen Momenten können Paare nicht erleben, denn hier fällt die Fassade, welche man tagsüber zum Schutz trägt.

Sich ungeschminkt schön finden

Viele Paare meinen, dass man sich in der Beziehung etwas vormachen müsse, dass man den Partner ständig mit unterhaltsamen Sprüchen, intelligenten Schlussfolgerungen, rhetorischer Brillanz, Schlagfertigkeit oder Humor zu beeindrucken habe. Oder ihn verführen und betören müsse. All dies ist ziemlich stressig und auf Dauer kaum durchzuhalten. Ersparen Sie sich diese Anstrengungen, seien Sie so, wie Sie sind und sein möchten – von Anfang an. Wenn Ihr Partner Sie dennoch wählt, heisst dies, dass Sie ihm in Ihrer Art gefallen.

Haben Sie Ihrem Partner bislang etwas vorgemacht? Setzen Sie dem ein Ende. Nehmen Sie sich Zeit füreinander und sprechen Sie die Maskerade an (siehe Seite 119). Spüren Sie dabei, wie tief Sie sich öffnen wollen, was möglich ist. Wenn Sie auf Unverständnis und Ablehnung stossen, dann gehen Sie nicht tiefer. Wenn Sie Verständnis und Akzeptanz erfahren, dann teilen Sie sich mit, wie Sie wirklich sind. Fordern Sie Ihren Partner dann auf, auch von sich zu erzählen. Es erleichtert das Leben, dem Partner nichts vorspielen zu müssen – und es hilft, Ihr Beziehungsschiff auf Kurs zu halten oder wieder auf Kurs zu bringen.

So verhindern Sie ein Machtgefälle

Die emotionale Selbstöffnung ist das wichtigste Fundament der Partnerschaft (siehe Seite 104). Sie bietet eine wunderbare Gelegenheit, sich näher zu kommen und – auch im Verlauf einer längerfristigen Partnerschaft – nah zu bleiben. Selbstöffnung ist und bleibt der Treibstoff für eine intime, liebevolle Beziehung. Sie aus Angst vor Machtspielen zu unterlassen, wäre fatal. Vor allem, weil sich ein Machtgefälle relativ leicht verhindern lässt.

GUT ZU WISSEN *Wenn sich beide Partner öffnen, kann kein Machtgefälle entstehen, das ausgenützt werden kann.*

Wenn sich beide Partner regelmässig voreinander öffnen und zu gleichen Teilen Unterstützung annehmen und geben, bleibt das Kräftegleichgewicht in der Beziehung erhalten. Dann entstehen Intimität und das Gefühl von Fairness und Ausgeglichenheit gleichzeitig.

Doch wie ist es, wenn der eine Partner ein grösseres Bedürfnis nach Mitteilung, der andere ein geringeres hat? Mit dieser Überlegung sind wir wieder bei der Ausgangsfrage angelangt: der Gratwanderung eines jeden Paares zwischen Veränderungswunsch und Akzeptanz. Diese Fragen können nur Sie beantworten: Was kann ich mit meinem Bedürfnis beim Partner akzeptieren? Kann ich akzeptieren, dass wir uns emotional nicht intim begegnen, weil mein Partner dies nicht will? Kann ich meine Bedürfnisse nach Intimität und Nähe seinen Bedürfnissen anpassen, mich ändern? Was bin ich bereit und in der Lage zu akzeptieren, und was muss sich beim anderen ändern, damit ich in dieser Beziehung glücklich sein kann?

6

Realistisch bleiben

Eine Partnerschaft muss heute so einiges bieten: Geborgenheit und Nähe, Aufregung und Stimulation, Erfüllung und Entfaltungsmöglichkeiten – und natürlich nie versiegende Verliebtheit. Doch unrealistische Erwartungen erdrücken die zarte Pflanze Liebe. In diesem Kapitel erfahren Sie, wie Sie auf dem Teppich bleiben und Ihrer Beziehung die nötige Luft verschaffen.

Angemessene Erwartungen haben

Manchmal ist eine Beziehung in der Vorstellung so gut, dass die Realität davor nur noch den Hut ziehen und kapitulieren kann. Sinnvoller und Ihrer Partnerschaft zuträglicher ist es, wenn Sie in Ihren Erwartungen realistisch bleiben.

Eine Partnerschaft muss heute fast alle erdenklichen Wünsche des modernen Menschen erfüllen: Sie soll nicht nur Geborgenheit, Leidenschaft, intellektuelle Stimulation, gesunde Herausforderung und allem voran auch ewige Liebe bieten. All das soll bitteschön auch reichlich und pausenlos vorhanden sein. Ein permanentes Glücksgefühl ist schon fast das Mindeste, das in der trauten Zweisamkeit warten soll.

Konsumgut Liebe – aber bitte in Spitzenqualität

Das Leistungs- und Konsumdenken der modernen westlichen Gesellschaft hat längst die Beziehung erreicht. Erwartet wird Topqualität und die ständige Verfügbarkeit des gerade gewünschten «Gutes». Pflege und Unterhalt ist etwas für Langweiler und Sparfüchse, Investitionen werden nur gemacht, wenn es sich lohnt. Wie in der Wirtschaft soll der Profit reichlich und vor allem schnell kommen – und am besten ohne viel Aufwand.

HINWEIS *Der Erwartungsdruck, der auf modernen Beziehungen lastet, ist mittlerweile derart gross, dass Enttäuschungen vorprogrammiert sind. Etwas von diesem Druck wegzunehmen, ist daher ratsam.*

Hält eine Beziehung den überzogenen Erwartungen nicht mehr stand, wird der Partner oft ohne langes Zögern ausgewechselt. Denn wer weiss, hinter der nächsten Ecke wartet ja vielleicht schon der nächste, noch aufregendere, noch sympathischere Partner, mit dem man neue Höhenflüge erleben kann.

Die grosse Mehrheit hat mehr von ihrer Beziehung erwartet
In einer amerikanischen Umfrage zur Partnerschaftszufriedenheit gaben 75 Prozent der Befragten an, dass ihre Erwartungen in der Beziehung nicht erfüllt wurden. Gerade einmal 20 Prozent gaben an, dass ihre Erwartungen erreicht wurden, und nur 5 Prozent meinten, ihre Hoffnungen seien übertroffen worden.

Es wäre vorschnell, aus diesen Ergebnissen zu schliessen, dass Beziehungen nichts taugen und bei fast allen Paaren in Enttäuschungen münden müssten. Viel eher ist das Konzept der modernen Beziehung mit derart vielen Idealvorstellungen belastet, dass sich diese schlicht nicht alle erfüllen können. Wer mit (zu) hohen Erwartungen startet, muss mit Enttäuschungen rechnen.

ALSO DOCH BESSER EINE ARRANGIERTE EHE?

Die Statistik spricht eine klare Sprache: Arrangierte Ehen werden seltener geschieden, und die Partner bekunden eine höhere Zufriedenheit als solche in frei gewählten Verbindungen. Sollten also besser Eltern und Verwandte über die Partnerwahl entscheiden?

Vermutlich nicht, denn die Ergebnisse dieser Befragungen sind mit Vorsicht zu geniessen. Arrangierte Ehen werden in der Regel in einem ganz anderen Kulturkreis praktiziert. Die Familie hat einen wesentlich stärkeren Einfluss, und es herrschen oft strengere religiöse Vorstellungen. Dazu kommen ökonomische Abhängigkeiten und gesellschaftliche Zwänge. Eine Scheidung ist aus diesen Gründen keine Option. Doch viele Paare machen aus der Not eine Tugend: Statt mit der Situation zu hadern und zu verbittern, bemühen sie sich mehr darum, die Beziehung am Laufen zu halten. Dazu kommt der psychologische Effekt, dass Menschen ihre Lebensumstände automatisch besser bewerten, wenn sie keine Handlungsalternativen haben. Mit anderen Worten: Wer von vornherein weiss, dass er die Taube auf dem Dach nie haben wird, ist mit dem Spatz in der Hand gleich viel zufriedener. Oder, wie Bertold Brecht es formulierte: «Man muss sich nach der Decke strecken.»

Welche Botschaften lassen sich aus diesen Erkenntnissen über arrangierte Ehen für unsere westlichen Partnerschaften ziehen? Es sind zwei: Erstens, dass sich mit Vorteil auch die moderne, auf Liebe basierende Partnerschaft nach der Decke streckt und den Möglichkeiten anpasst. Und zweitens, dass Liebe wachsen und gedeihen kann, wenn man sie pflegt. ■

Die Liebesbeziehung – eine Überzüchtung?

Der Erwartungsberg, der auf einer modernen Beziehung lastet, ist ein gesellschaftliches Phänomen: einerseits ein Ergebnis des Wandels der Partnerschaft von einer Zweck- zu einer Liebesbeziehung, andererseits ein Produkt der Moderne, in der alles möglich zu sein scheint und jederzeit die sofortige Wunsch- und Bedürfnisbefriedigung gefordert wird. Bis vor wenigen Jahrzehnten war klar, dass eine Ehe vor allem auch eine Zweckgemeinschaft zu sein hatte (zur Erinnerung: Konkubinatsbeziehungen waren bis vor wenigen Jahrzehnten in manchen Kantonen noch verboten). Eine Verbindung auf Lebzeiten, in der man füreinander sorgte, damals vor allem auch in wirtschaftlicher Hinsicht, und das gemeinsame Projekt Familie auf Kurs hielt.

Dieses Modell der Partnerschaft ist heute der Liebesheirat gewichen und den individualisierten Partnerschaftsmodellen: Jeder definiert selber, wie er seine Beziehung gestalten will. «Normierte» Partnerschaften sind aus der Mode gekommen und mit ihnen Vorgaben und tradierte Modelle, welche auf der einen Seite vielleicht bemühend und mit Einschränkungen verbunden waren, auf der anderen Seite aber auch für Struktur, Hilfestellungen und Leitlinien sorgten. Früher wusste man, worauf man sich mit einer Partnerschaft einliess; heute muss man es in der Beziehung entdecken. Und damit sind den Phantasien – und eben auch vielen überzogenen Erwartungen – Tür und Tor geöffnet.

Wolke sieben: kein Dauerzustand

Der Start der meisten Beziehungen ist himmlisch: Man ist verliebt, alles läuft von alleine, der Partner ist liebevoll, faszinierend, perfekt. Doch nach ein paar Wochen oder Monaten legt sich nach und nach der Sturm der Hormone. Die erste Verliebtheit ebbt ab, die Realität macht sich bemerkbar. Wie bei der Vertreibung aus dem Paradies ist das Paar jetzt plötzlich mit einem oft nicht ganz so rosigen Alltag konfrontiert.

TIPP *Wer meint, eine langjährige Beziehung müsse sich gleich anfühlen wie die erste Verliebtheit, ist unrealistisch. Beide Phasen haben viel zu bieten, doch vergleichbar sind sie genauso wenig wie etwa die Lebensphasen des Alters und der Jugend. Lassen Sie* *sich generell nicht auf Vergleiche ein: weder mit anderen, die von ihrer Partnerschaft schwärmen und Ihnen vielleicht etwas vormachen, noch mit früheren Beziehungen, die vermeintlich besser waren, noch mit romantisierten Idealen, welche Ihnen die Medien vorgaukeln. Am besten fahren Sie, wenn Sie auf dem Boden bleiben. So geben Sie Ihrer Beziehung die beste Chance und wappnen sich für die Herausforderungen des Alltags.*

Die Situation in der Partnerschaft ähnelt schnellen Erfolgen im Sport: Wenn man in eine neue Sportart einsteigt und schon beim ersten offiziellen Turnier gewinnt, wird jeder weitere Match an diesem ersten Triumph gemessen. Ein zweiter oder dritter Rang ist kein gefühlter Erfolg mehr, sondern nur noch eine Leistung, die hinter den Erwartungen zurückbleibt.

Hinter dieser Haltung steckt ein fundamentaler Einstellungsfehler. Niemand kann permanent gewinnen, und keine Beziehung bietet ein pausenloses Hochgefühl. Und selbst wenn dieses andauerte, würde es vermutlich langweilig, und die Beziehung würde aus Monotonie an Reiz verlieren.

HINWEIS *Es gilt, zu akzeptieren, dass Höhen und Tiefen zu jeder Beziehung gehören. Sie können aber dafür sorgen, dass die Höhen möglichst lange andauern und die Tiefen nicht allzu dramatisch ausfallen.*

Der Teufelskreis unerfüllter Erwartungen

Wer vom Verlust der anfänglichen Liebeseuphorie überrumpelt wird und nicht wahrhaben will, dass es in jeder Beziehung auch mal Alltag wird, gerät schnell in einen Teufelskreis: Die Enttäuschung über nicht erfüllte Erwartungen führt dazu, dass weniger in die Partnerschaft investiert wird. Dadurch wiederum verschlechtert sich die Beziehungsqualität, es werden noch mehr Hoffnungen enttäuscht – und die Abwärtsspirale dreht sich immer schneller.

Sich auf Durststrecken einstellen

Anders als bei anderen, eher emotionsgeladenen Beziehungsbereichen ist das Spiel mit den Erwartungen eine Kopfsache. Natürlich sind auch an

Erwartungen Gefühle geknüpft. Aber wer rational bleibt und bei seinen Hoffnungen und Forderungen Vernunft walten lässt, ist weniger anfällig für Enttäuschungen.

Mit Schwierigkeiten in der Beziehung zu rechnen und sie zu akzeptieren heisst nicht, dass man sich einfach passiv duldend in sein Schicksal ergibt. Je mehr Sie sich die Einstellung zu eigen machen, dass alles Lebende gepflegt werden will, desto eher wird Ihnen auch klar werden, dass Sie sich aktiv um eine lebendige Partnerschaft bemühen müssen und dass Probleme angemessen gelöst werden wollen.

TIPP *Jagen Sie nicht dem Bild einer makellosen Beziehung nach. Wer seine Ansprüche angemessen gestaltet und sich auch über kleine Dinge freut, fühlt sich in der eigenen, real gelebten Beziehung gleich viel wohler.*

Dennoch gibt es in jeder Beziehung Zeiten, in denen man sich nicht so nahe steht oder einander leichter auf den Wecker geht. Vielleicht fordert der Familienalltag gerade besonders viel Aufmerksamkeit oder im Job geht es stressig zu und her. Oder man erkennt ganz einfach, dass auch der Partner nur ein Mensch ist – mit seinen Stärken und Schwächen, seinen faszinierenden und seinen schwierigeren Seiten. Und manchmal gilt es, diese schlicht zu akzeptieren, denn ohne Ecken und Kanten ist jeder Mensch konturlos – und wer möchte schon einen langweiligen, faden Partner?

HINWEIS *Wer bei den ersten Schwierigkeiten gleich die Flucht aus einer Beziehung antritt, verpasst die Erfahrung, wie befriedigend es ist, solche Phasen gemeinsam durchzustehen. Stellen Sie sich realistisch, aber positiv ein und anerkennen Sie täglich die kleinen schönen Seiten Ihrer Beziehung. Das ist besser, als einer grossen, idealisierten Beziehungsluftblase nachzuhängen, die es so nicht gibt.*

So machen Sie sich eine realistische Sicht der Dinge zu eigen

Folgende Punkte unterstützen Sie dabei, die Erwartungen an den Partner und an Ihre Beziehung nicht abheben zu lassen:

1. Damit rechnen. Machen Sie sich bewusst, dass es in jeder Beziehung Hochs und Tiefs gibt. Solche Schwankungen sind normal. Sie brauchen

nicht vom Sofa hochzuschrecken und Ihr Leben umzukrempeln, weil das Zusammenleben schon prickelnder oder entspannter war. Vielleicht lässt sich eine Durststrecke ganz rational erklären, und ihr Ende ist absehbar. Und: Nach jeder schwierigen Zeit kommt in der Regel wieder eine freudvollere, schönere Phase.
2. Krisen ansprechen. Sprechen Sie tiefere Probleme und nachhaltig störende Aspekte immer an. Rechnen Sie nicht damit, dass sich hartnäckig dicke Luft von allein verzieht. Wenn die Beziehung längerfristig aus der Balance gerät, gehört das, was Sie unglücklich macht, auf den Tisch.
3. Nicht warten, bis es zum Tiefpunkt kommt. Bleiben Sie dran, wenn sich Probleme nicht auf Anhieb lösen lassen. Die Chance ist gross, dass Sie sich sonst weiter in Ihren Konflikten verheddern. So können aus Durststrecken veritable Krisen werden, und es besteht die Gefahr, dass Sie sich immer mehr darin verstricken und alleine nicht mehr daraus lösen können. Suchen Sie in einem solchen Fall rechtzeitig Hilfe bei einer Paarberatungsstelle oder einem Paartherapeuten – und nicht erst dann, wenn der Tiefpunkt schon erreicht ist. So vermeiden Sie Verletzungen, die sich vielleicht nicht mehr überwinden lassen.
4. Erwartungen und Einstellungen anpassen. Unterziehen Sie Ihre Einstellungen und Erwartungen einem Realitäts-Check. Kann es sein, dass Sie sich für Ihre Beziehung unerreichbar hohe Ziele gesteckt haben?

Realitäts-Check für Ihre Ansprüche

Wünsche und Erwartungen zu haben, ist wichtig. Sie motivieren und sorgen als kleine Checkpunkte dafür, dass das Macht- und Leistungsgefüge in der Partnerschaft in einer Balance liegt. Denn eine Beziehung ist, auch wenn das vielleicht unromantisch klingt, immer auch ein Tauschgeschäft: Jeder Partner bringt seine eigenen Ressourcen ein, und es ist wichtig, dass sich der Austausch dieser Ressourcen fair gestaltet (mehr dazu im Kapitel 5, «Toleranz und Fairness», Seite 125).

Problematisch wird die Sache dann, wenn die Erwartungen an die Beziehung und an den Partner überhöht sind. Wer allzu hohen Zielen nachjagt, fühlt sich bald ernüchtert, ausgepumpt und frustriert. Nehmen Sie deshalb Ihre Erwartungen kritisch unter die Lupe nehmen. Orientieren Sie sich dazu am Erwartungskatalog im Kasten auf Seite 153.

Gehen Sie über die Bücher und vergegenwärtigen Sie sich, welche Ansprüche Sie konkret an Ihre Beziehung und an Ihren Partner haben. Um herauszufinden, ob Ihre Erwartungen angemessen sind, stellen Sie sich die folgenden drei Fragen:

- **Ist die Erwartung menschlich?**
  Es mag banal klingen, aber fragen Sie sich, ob Ihre Erwartungen überhaupt im Bereich des Menschenmöglichen liegen. Man hört zum Beispiel oft den Wunsch, der Partner möge stets fröhlich und gut gelaunt sein. Bei genauerer Betrachtung muss man allerdings zugeben, dass es wohl kaum einen Menschen auf dieser Welt gibt, der immer guter Dinge ist (und es würde einem vermutlich auf die Nerven gehen, wenn es so wäre).
- **Könnte ich selber diese Erwartung erfüllen?** Angenommen, eine Erwartung wäre grundsätzlich zu erfüllen: Fragen Sie sich als Nächstes, ob Sie Ihrerseits dazu in der Lage und bereit wären. Wir sollten in der Regel nichts vom anderen erwarten, das wir nicht auch selber zu geben bereit und fähig sind. So können wir vom Partner nicht erwarten, dass er uns immer wieder seine Liebe bekundet – und es selber nicht tun. Wir können auch nicht verlangen, dass der Partner immer da sein und sich für uns aufopfern solle, wenn wir selber nicht bereit sind, Opfer für die Beziehung zu bringen.
- **Kann mein Partner die Erwartung erfüllen?** Die Sache ist möglich und für Sie selber ist die Erfüllung des Wunsches ein Klacks? Das heisst noch lange nicht, dass das auch für den Partner gilt. Gut möglich, dass man auf einen Bereich gestossen ist, der das Gegenüber überfordert und wo man vor dem «Unvermögen» des Partners tolerant sein muss. Jeder von uns hat seine wunden Punkte, seine Schwächen und blinden Flecken. Ein Partner beispielswese, der in seiner Herkunftsfamilie nie die Erfahrung gemacht hat, wie man sensibel aufeinander eingeht und füreinander da ist, braucht mehr «Anlehre» und Geduld, um dieses Verhalten zeigen zu können. Dann ist bereits sein Bemühen ein wichtiger Schritt in die gewünschte Richtung.

DER ERWARTUNGSKATALOG

Erwartungen lassen sich in folgende Kategorien einteilen:

Typ	Inhalt
Realistische Erwartungen	Erwartungen an die Beziehung und den Partner, die erfüllt werden können und die auch wichtig sind und guttun: «Ich erwarte von meinem Partner, dass er mich ab und zu mit einer Kleinigkeit überrascht und mir so seine Zuneigung und Liebe zeigt.» «Ich erwarte, dass mein Partner sich genauso wie ich für unsere Beziehung einsetzt und ihr Sorge trägt.»
Überhöhte Erwartungen	Erwartungen, denen nachzukommen zwar möglich ist, die aber schon einiges erfordern. Sie entstehen oft aus einer Leidenschaftsphase heraus und können langfristig nur schwer erfüllt werden: «Ich erwarte von meinem Partner, dass er jeden Samstagabend etwas Aufregendes für mich organisiert.»
Unrealistische Erwartungen	Erwartungen, die praktisch unmöglich zu erfüllen sind: «Ich erwarte von meinem Partner, dass er in meiner Anwesenheit immer gut gelaunt ist.» «Ich erwarte von meinem Partner, dass er weiss, wie es mir geht. Sonst liebt er mich nicht.»
Diffuse Erwartungen	Eine Erwartungshaltung gegenüber dem Partner, deren Inhalt man nicht konkret ausformulieren kann; oft mit schwelender Unzufriedenheit verbunden: «Ich kann nicht genau sagen, was ich anders haben möchte. Aber irgendwie müsste etwas ändern, damit ich in der Beziehung zufrieden bin.»

LISA hat in ihrer Kindheit Gewalt erfahren und musste mit häufigen Wechseln von Bezugspersonen fertigwerden. Als Folge davon ist sie noch als junge Erwachsene zurückhaltend und misstrauisch. Als sie Martin kennenlernt, lässt sie ihn lange um sich werben. Aus einer tiefsitzenden Angst heraus scheut sie davor zurück, sich zu öffnen, weil sie nicht verletzt werden möchte. Martin lässt nicht locker und gewinnt schliesslich Lisas Zuneigung. Doch auch in der Beziehung zieht sie sich nach wie vor schnell zurück. Martin hat erwartet, dass nach der Eheschliessung alles anders werden würde, sie sich ihm öffnen und ihr «kompliziertes» Verhalten ablegen würde. Nun erkennt er, dass es viel Geduld brauchen wird, um zu diesem Ziel zu gelangen.

Erwartungen anzupassen ist keine Niederlage

Vielleicht zögern Sie, Ihre Ansprüche auf ein realistisches Niveau anzupassen, weil Sie befürchten, die eigenen Bedürfnisse zu verraten oder schlicht nachgeben zu müssen? Das ist zwar verständlich, doch diese Befürchtungen sollten Sie nicht in Ihrem Weg stehen lassen. Tatsache ist: Hat man seine Erwartungen erst mal auf ein realistisches Niveau angepasst, wird man oft mit der Erkenntnis belohnt, dass das, was man tatsächlich bekommt, durchaus genügt. Denn der Gradmesser sind einzig Sie – und nicht gesellschaftliche Idealvorstellungen oder irgendwelche sozialen Normen. Lassen Sie sich Ansprüche nicht von aussen aufdrängen. Es ist völlig irrelevant, was die anderen tun und lassen. Fragen Sie sich stattdessen ehrlich, ob Sie nicht eigentlich ganz zufrieden sind mit dem, was Sie bekommen.

INFO *Die Medien suggerieren uns gern romantisierte Bilder von makellosen Traumbeziehungen. Wie die Minnesänger im Mittelalter ihre Geliebte verklärten, so gaukeln uns Filme und Zeitschriften heute Liebesgeschichten vor, welche uns zum Träumen verführen. Doch so wie mit Filmhelden verhält es sich auch mit den idealisierten Partnerschaften – beides ist in der Realität kaum anzutreffen. Würden die Filme länger dauern, hätten die Gedichte mehr Zeilen und die Zeitschriftenartikel mehr Seiten, dann käme das Alltägliche auch in diesen Beziehungen zum Vorschein.*

Immer wieder werden Paare Opfer von sozialen Normen, weil sie sich von aussen Erwartungen an die eigene Beziehung aufdrängen lassen. Fragt man beispielsweise ein Paar, wie oft pro Woche es Sex hat, kann es sein, dass seine Angaben unter dem statistischen Durchschnitt liegen. Das Paar muss deswegen nicht unglücklich sein; vielleicht möchte es in dieser Phase gar nicht mehr Sex haben. Deshalb ist es wichtig, dass Sie sich in einer Beziehung immer wieder neu aufeinander einstellen, die Bedürfnisse, Wünsche und Ziele miteinander abgleichen und für sich festlegen. Stellen Sie sich dabei folgende Fragen:

- Was möchten wir?
- Sind unsere Wünsche realistisch und umsetzbar?
- Wie können wir uns diese Wünsche gegenseitig erfüllen?
- Sind die Erwartungen aneinander fair und ausgewogen?

Vielleicht erkennen Sie dann, dass Ihre Ziele in Teilschritte unterteilt werden müssen, damit sie leichter erreichbar sind. Je klarer Ihre Ziele zudem an Handlungen gekoppelt sind, desto leichter fällt in der Regel die Umsetzung. Wenn Sie sich einfach wünschen, dass Ihr Partner Sie immer lieben möge, dann ist das ein schönes, aber auch reichlich abstraktes Anliegen. Wenn Sie sich hingegen wünschen, dass Ihr Partner Ihnen seine Liebe immer wieder durch liebevolle Worte, Zärtlichkeiten, Aufmerksamkeiten, Einladungen zeigen möge, dann hat er eine reelle Chance, diesem Wunsch auch wirklich nachkommen zu können.

Wie Ihre Einstellung die Beziehung beeinflusst

«Das schafft der nie!» – denken Sie. Und Sie haben recht. «Das packt der locker» – denken Sie. Und haben auch recht. In diesem Kapitel erfahren Sie, wie unsere Erwartungen die Handlungen unserer Mitmenschen beeinflussen und warum es wichtig ist, ein bisschen unberechenbar zu sein.

Erwartungen beeinflussen unsere Gefühlslage – das wurde in diesem Buch schon mehrmals erwähnt. Erwarten Sie etwas Negatives, empfinden Sie Nervosität, Sorge, Furcht, Abscheu oder Verzweiflung. Erwarten Sie dagegen etwas Positives, geht dies mit Gefühlen von Freude, Hoffnung, Neugier, Zuversicht oder Stolz einher. Doch das ist noch nicht alles. Viele Menschen sind sich dessen nicht bewusst, doch Erwartungen wirken auch nach aussen: Sie beeinflussen auch das Verhalten von anderen.

Die Studien von Robert Rosenthal gehören zu den faszinierendsten der Sozialpsychologie: Der amerikanische Forscher konnte in den 1960er-Jahren zeigen, was Vertrauen und eine positive Einstellung bewirken können. Er wies Lehrer an, bestimmten Schülern in ihren Klassen aufmunternde kleine Gesten und bestärkende Kommentare zu geben. Ansonsten wurden sie behandelt wie die anderen Schüler. Am Ende des Schuljahres zeigte sich, dass sich die Leistungen der betreffenden Schüler einzig und allein durch diese positiven Erwartungen der Lehrer gesteigert hatten und dass sie bessere Noten erreichten.

Sie erwarten das Schlimmste? Dann kommt es auch

Sie müssen zu Hause nicht Lehrer und Schüler spielen, um diesen sogenannten Rosenthal-Effekt in der eigenen Beziehung zu erleben. Trotzdem gilt: In Sekundenschnelle tauschen wir unbewusst Signale und unsere Einstellung aus. Genau wie wir uns selber – vielleicht vor einem sportlichen Wettkampf – durch eine positive Einstellung zu Höchstleistungen bringen können, können wir auch unseren Partner «anfeuern».

GUT ZU WISSEN *Wenn wir die Handlungen von jemandem im Voraus optimistisch und positiv bewerten, ist die Chance gross, dass auch das eigentliche Resultat später positiver ausfällt.*

Der Rosenthal-Effekt hat aber zwei Seiten: Während die Erwartung von Positivem Erfolg fördert, fördert die Erwartung von Misserfolg eben auch negative Verläufe und Enttäuschungen. Wenn Sie jemals mit einem flauen Gefühl in ein Unternehmen gestartet sind, wissen Sie: Neben der eigentlichen Herausforderung müssen Sie auch noch gegen das Teufelchen auf der Schulter ankämpfen, das Ihnen ins Ohr flüstert, dass Sie eh keine Chance haben. Und das ist ganz schön anstrengend.

HINWEIS *Seien Sie wachsam, welche Erwartungen Sie Ihrem Partner im Alltag entgegenbringen. Wer ein bestimmtes Verhalten erwartet, darf nicht überrascht sein, wenn es tatsächlich eintritt – im Guten wie im Schlechten.*

Was aber bedeutet das für Ihre Beziehung? Ganz einfach: Wer von seinem Partner erwartet, dass er sich positiv verhält, fördert genau dieses Verhalten. Wer aber schon Stunden zuvor überzeugt ist, dass der andere mit einer sauren Miene zur Tür hereinkommen wird, der fördert auch dieses Verhalten. Wieso sollte sich eine Person schliesslich Mühe geben, wenn sie ständig das Gefühl bekommt, dass sie so oder so nur alles falsch machen kann?

RAHEL UND ALEXANDER sind seit fünf Jahren ein Paar und haben seit Kurzem ein Kind. Rahel kümmert sich mehrheitlich um den kleinen Julian und hat deswegen ihre Berufstätigkeit auf 40 Prozent reduziert. Sie hat immer gern gearbeitet, doch nun macht ihr auch das Muttersein Spass. Allerdings stört es sie, dass Alexander seinen Verpflichtungen nicht nachkommt. Zwar verspricht er, abends regelmässig den Kleinen ins Bett zu bringen, doch meist wird nichts daraus: Alexander kommt später nach Hause, ist zu müde oder hat noch etwas Dringendes zu erledigen.

Rahel regt sich darüber immer mehr auf und wartet schliesslich gar nicht mehr ab, sondern bringt Julian selber ins Bett. Sie hat die Hoffnung aufgegeben und erwartet nicht mehr, dass Alexander das je tun wird. Dieser zieht sich erst recht zurück und fühlt sich überflüssig. Beide sind frustriert.

Was ist schiefgegangen?

Rahel beeinflusst die Situation, weil sie eine negative Erwartungshaltung hat, bevor Alexander überhaupt handelt – oder eben nicht handelt. Sie ist enttäuscht, weil sie schon von vornherein überzeugt ist, dass Alexander auch heute das Baby nicht ins Bett bringen wird. Ihre Frustration basiert also streng genommen auf einer Sache, die noch gar nicht passiert ist. Nun zieht sie die Konsequenzen, bevor Alexander überhaupt die Gelegenheit hat, den Jungen zu Bett zu bringen. Dadurch nimmt sie ihm die Möglichkeit, sich zu bewähren.

Alexander seinerseits macht die Erfahrung, dass es ihn beim Zubettbringen nicht wirklich braucht. Dadurch, dass Rahel immer wieder für ihn einspringt, wenn er der Sache zu wenig Priorität einräumt, lernt er, dass er Julians Schlafenszeit gar keine Priorität geben muss. In der Haltung, dass es ihn «so oder so nicht braucht», versäumt er immer mehr Gelegenheiten und schliesst sich selber aus dem Eltern-Kind-Alltag aus.

Was können die beiden besser machen?

Das können Rahel und Alexander tun, um die verfahrene Situation zu durchbrechen:

- Dem anderen Handlungsspielraum lassen. Auch wenn es schwerfällt: Rahel und Alexander sollten versuchen, vergangene Versäumnisse hinter sich zu lassen und sich immer wieder neu auf die Situation einzustellen.
- Verbindlichkeiten klar regeln. Das Zubettbringen muss ganz klar als Alexanders Aufgabe definiert werden. Notfalls auch mit Hilfe eines Wochenplans, falls Alexander diese Aufgabe nicht jeden Tag wahrnehmen kann.
- Den Ist-Zustand sichtbar machen. Auch wenn es vielen Paaren spitzfindig vorkommt: Eine Strichliste oder eine Art Stundenplan, auf dem wahrgenommene oder versäumte Pflichten schwarz auf weiss eingetragen werden, schafft Klarheit. So bekommen diffuse Behauptungen («Nie bringst du Julian ins Bett!») Hand und Fuss.

- Die Verantwortung soll spürbar sein. Diejenige Person, die etwas versäumt oder vernachlässigt, soll die Konsequenzen ihres Handelns tragen. Selbstverständlich darf es nicht sein, dass Julian unter den Verständigungsschwierigkeiten seiner Eltern leidet. Aber Rahel könnte Alexander beispielsweise ein anderes «Ämtlein» überlassen, wenn es mit diesem nicht klappt. Auch hier braucht es klare Regeln und mindestens in der Anfangszeit eventuell eine «Buchführung».

Seien Sie unberechenbar – im positiven Sinn

In der Paarforschung hat man die folgende spannende Beobachtung gemacht: Unglückliche Paare sind viel besser darin, das Verhalten ihres Partners vorherzusagen. Sie haben eine markant höhere Trefferquote als glückliche Paare. Fragt man unglückliche Paare beispielsweise danach, wie der kommende Abend wohl verlaufen wird, tippen sie auf «schlecht» – und folgen damit ganz einfach der Wahrscheinlichkeit und ihren Erfahrungen der letzten Zeit. Denn die Interaktionen sind bei einem unglücklichen Paar bereits zu einem grossen Teil angespannt, gehässig oder destruktiv – diese Erfahrung hat sich eingeprägt und schafft eine negative Erwartungshaltung. Also ist die Annahme, dass der Abend unangenehm verlaufen wird, nichts weiter als die Einschätzung des erfahrungsgemäss wahrscheinlichsten Ausgangs: «Wenn es die letzten Wochen oder Monate so war, wird es auch heute Abend so sein.»

Wie beim Pferderennen setzen unglückliche Paare auf das «Pferd», dessen Sieg sie für am wahrscheinlichsten halten, weil es bereits mehrfach gewonnen hat. Hat sich der Partner über längere Zeit negativ verhalten, wird auch künftig negatives Verhalten von ihm erwartet und er wird als unzulänglicher, unzuverlässiger oder charakterschwacher Mensch abgestempelt.

Und die glücklichen Paare?

Die glücklichen Paare haben es bei der Einschätzung schwieriger. Weil sie nicht in einer Spirale der Negativität gefangen sind, kann an einem Abend so gut wie alles passieren. Die Sache ist völlig offen. Der Partner kann gut gelaunt nach Hause kommen, Blumen mitbringen, einen zu einer Überraschung einladen oder man verbringt zusammen einfach einen gemütlichen, schönen Abend zu Hause. Der Partner kann aber auch ganz neutral nach Hause kommen, weder positiv noch negativ gestimmt, und der Abend ist nichts Besonderes, gibt aber auch keinen Anlass zur Klage. Oder aber der Partner kommt müde, gereizt und energielos nach Hause und möchte seine Ruhe haben, sodass jeder den Abend für sich verbringt. Insgesamt ist es also nie von vornherein klar, wie ein Partner in einer glücklichen Partnerschaft reagiert. Vermutlich meistens positiv, doch sicherlich nicht immer negativ, wie dies bei einer unzufriedenen Partnerschaft der Fall ist oder erwartet wird.

TIPP *Pflegen Sie Ihre Beziehung und arbeiten Sie an einer positiven Grundstimmung, damit aus einem Funken nicht gleich eine Explosion wird. Dabei spielt Ihre positive Erwartung eine wichtige Rolle. Wird diese immer wieder enttäuscht, suchen Sie das Gespräch mit Ihrem Partner, um gemeinsam eine Veränderung zu erreichen.*

Dieselbe Dynamik zeigt sich bei einem Konflikt. Im Streitgespräch schiessen sich unglückliche Paare schnell auf einem hohen Niveau der Negativität ein. Einer unfreundlichen Bemerkung des einen folgt eine gehässige Bemerkung des anderen, die ihrerseits wieder mit Negativität beantwortet wird, und so weiter. So verstricken sich beide immer tiefer in den Streit und finden kaum mehr heraus.

Während diese wechselseitig negativen Reaktionen bei unglücklichen Paaren in hohem Masse vorhersagbar sind, ist dies bei zufriedenen Paaren anders. Wenn der eine eine negative Äusserung macht und zum Beispiel eine Kritik anbringt, stehen die Chancen gut, dass der Partner es ihm nicht mit gleicher Münze heimzahlt, sondern neutral auf die Kritik reagiert. Es ist sogar eine konstruktive Reaktion denkbar, indem der Partner zum Beispiel positiv auf die Kritik eingeht, einen Lösungsvorschlag macht oder dem Ganzen mit Humor die Schärfe nimmt.

Zu diesem Zeitpunkt sind unglückliche Paare bereits gereizt und in tiefer Negativität verstrickt, was sich nicht nur in ihrer Stimmung zeigt, sondern auch körperliche Auswirkungen hat, weil der Körper fleissig Stresshormone ausschüttet. Physiologische Reaktion, negative Emotionen und destruktives Verhalten schaukeln sich wechselseitig hoch. Während es bei einem unglücklichen Paar nun zu einem zerstörerischen Streit kommt, ist bei einem glücklichen Paar der Verlauf offen und wird in den meisten Fällen eine positive Wendung nehmen.

Wenn eine offene Haltung nicht ausreicht

Wenn sich ärgerliche Vorkommnisse häufen und Ihr Partner zum Beispiel mehrmals pro Woche abends zu spät nach Hause kommt, dann wird dieses Verhalten über längere Zeit auf Ihre Erwartungen abfärben. Vielleicht gelingt es Ihnen anfänglich noch, sich positiv einzustellen, doch wird sich diese wohlwollende Erwartungshaltung bald als unangemessen herausstellen, wenn sie immer wieder enttäuscht wird. In diesem Fall gilt es einen Schritt weiter zu gehen und ein klärendes Gespräch zu führen (Anleitungen dazu finden Sie ab Seite 78). Sprechen Sie folgende Punkte an:

- Weshalb kommt Ihr Partner so häufig zu spät nach Hause?
- Was wünschen Sie sich?
- Wie kann das störende Verhalten verändert werden, und wie lässt sich die Änderung umsetzen?

HINWEIS *Erwartungen beeinflussen Verhalten – aber Verhalten beeinflusst auch Erwartungen. Bemühen Sie sich deshalb im Alltag um ein Verhalten, das keinen Anlass zu pessimistischen Erwartungen gibt. Und wenn Sie bemerken, dass Sie dabei sind, negative Erwartungen Ihrem Partner gegenüber aufzubauen, sprechen Sie die Probleme und die störenden Punkte so rasch wie möglich an.*

JONATHAN UND EVA haben seit mehreren Monaten eine angespannte Beziehung. Seit Evas Seitensprung, den Jonathan zufällig entdeckt hat, spricht er kaum mehr mit ihr. Er zieht sich häufig zurück, bastelt stundenlang an seinen Modellflugzeugen oder sieht fern. Beide sind berufstätig, und Eva kommt abends häufig später nach Hause, da sie in einem Warenhaus arbeitet und nach den letzten Kunden abschliessen muss. Während diese Verspätungen für Jonathan früher nie ein Grund zur Besorgnis waren, reagiert er seit dem Vorfall mit Nervosität. Er befürchtet, dass seine Frau wieder eine Affäre haben könnte, spricht Eva jedoch nicht darauf an. Seine negativen Vorstellungen martern ihn derart, dass er ein Magengeschwür entwickelt.

Anstatt seine Befürchtungen zu äussern, zieht sich Jonathan zurück und meidet Eva – und auch sie geht keinen Schritt auf Jonathan zu. Doch so können die Verletzungen und Befürchtungen nicht aufgearbeitet werden. Und weil der Konflikt totgeschwiegen wird, können negative Erwartungen – die vielleicht gar keine Grundlage haben – das Paarklima zusätzlich vergiften.

Was können Jonathan und Eva tun? Auch wenn es Überwindung braucht und schwierig ist: Die beiden sollten sich zusammensetzen und über ihre Einschätzungen und Gefühle sprechen. Sind die Verletzungen zu tief, sodass ein gutes Gespräch nicht möglich ist, kann es hilfreich sein, eine Paarberatung in Anspruch zu nehmen.

Erwartungsmanagement oder wie man das Zepter in der Hand behält

Wie Sie in den vorhergehenden Kapiteln erfahren haben, beeinflussen Ihre Erwartungen sowohl Ihr Erleben wie auch Ihr Verhalten und das der anderen. Die Erwartungen gegenüber dem Partner basieren zum einen auf Erfahrung: Wenn jemand in Konflikten häufig aufbraust und destruktiv wird, erwartet man dieses Verhalten auch in künftigen Auseinandersetzungen. Zum anderen werden Erwartungen von aussen beeinflusst, etwa durch Freunde, Medien usw.

Zu diesen beiden Einflüssen kommt noch ein dritter Aspekt dazu: Erwartungen werden auch von Ihrer Persönlichkeit und Ihrer eigenen Geschichte in der Kindheit und Jugend geprägt. Vor allem in Situationen, die neuartig oder widersprüchlich für Sie sind, werden Sie häufig auf diesen Typ Erwartungen zurückgreifen. Sie heissen in der Psychologie «Kontrollüberzeugungen».

Es liegt in Ihrer Hand

Kontrollüberzeugungen entwickeln sich im Verlauf des Lebens und beschreiben das Ausmass, in dem eine Person das Gefühl hat, ihr Schicksal oder mindestens den Verlauf eines Ereignisses aktiv beeinflussen zu können. Auf die Partnerschaft bezogen fragt sich also: Glauben Sie, dass Sie in der Lage sind, die Stimmung des andern zu beeinflussen? Oder allgemeiner: Glauben Sie, auf das Schicksal der Beziehung

Einfluss nehmen zu können? Ihre Haltung in diesen Fragen ist ausschlaggebend.

Pflege der Partnerschaft bedeutet, dass Sie sich aktiv für deren Wohl einsetzen müssen, dass es letztlich weitgehend an Ihnen selber liegt, ob eine Beziehung eine fruchtbare Zukunft hat und gedeihen kann. Sie sind sozusagen der Gärtner Ihrer eigenen Partnerschaft. Und genau hier kommen die Kontrollüberzeugungen ins Spiel: Sind Sie der Meinung, dass Sie das wirklich können – Ihre Partnerschaft beeinflussen, die Liebe pflegen? Oder glauben Sie eher, dass eine glückliche Partnerschaft ein Geschenk des Himmels ist, eine Frage des Schicksals, im Guten wie im Argen? Oder hängt gar alles vom Partner ab – davon, wie stark und wie lange er Sie liebt und ob überhaupt?

Kontrollüberzeugungen definieren mit, wie Sie sich zu diesen Fragen stellen. Die Psychologie unterscheidet drei Typen:

1. **External-defensiv: «Mein Partner hat Kontrolle über sein Verhalten und seine Laune.»**
   Wer eine external-defensive Kontrollüberzeugung hat, glaubt, dass es allein der Partner in der Hand hat, seine Stimmung zu beeinflussen. Ist er guter Laune, ist das sein Verdienst, genauso wie er Schuld daran hat, wenn er übel gelaunt ist. Er ist es, der seine Laune lebt, der sich das Recht herausnimmt, so zu sein, wie er will. Jemand mit dieser Kontrollüberzeugung geht auch davon aus, dass der Partner die Verantwortung für das Gelingen der Partnerschaft trägt. Man ist überzeugt, dass nur er in der Lage ist, die Partnerschaft tragfähig, positiv und schön zu gestalten. Sich selber schreibt man keinen oder höchstens einen geringen Einfluss zu.
   Eine external-defensive Kontrollüberzeugung findet man bei Personen mit niedrigem Selbstwert und damit auch häufiger bei unglücklichen Paaren.
   Denn solche Menschen unterschätzen ihre Einflussmöglichkeiten und leiten daher bei Konflikten auch keine konstruktiven Bemühungen ein – sie sind ja der Meinung, dass diese sowieso nichts nützen würden.
2. **External-passiv: «Alles ist dem Zufall überlassen.»**
   Wie bei obigem Typus sehen auch Menschen mit external-passiven Kontrollüberzeugungen die Macht ausserhalb ihrer selbst. Anders als bei der external-defensiven Einstellung gehen Menschen mit dieser

Kontrollüberzeugung aber davon aus, dass die Laune des Partners vom Schicksal bestimmt ist und auch vom Partner nicht beeinflusst werden kann. Es ist in ihren Augen somit eine Frage des Glücks oder des Zufalls, ob der Partner gut gelaunt ist oder nicht. Und auch die Beziehung selbst ist eine Sache des Zufalls. So, wie man zusammenkam, geht es wieder auseinander: die Partnerschaft als Spielball von Schicksal, Glück und Zufall.

Auch diese Kontrollüberzeugung ist ungünstig und häufiger bei Menschen mit Selbstwertproblemen anzutreffen. Sie trauen sich nicht, etwas zu unternehmen, weil sie im Laufe ihres Lebens gelernt haben, dass Ereignisse und deren Ausgang – Erfolg oder Misserfolg – von ihnen unabhängig stattfinden. Folglich fehlt es ihnen an Motivation, sich für die Partnerschaft einzusetzen, dafür zu kämpfen – sie halten dies für aussichtslos. Diese fatalistische Haltung lähmt ein aktives Bemühen um Verbesserungen in der Beziehung. Entsprechend ist diese Art von Kontrollüberzeugung häufiger bei unzufriedenen Paaren zu finden.

3. **Internal: «Ich habe einen Einfluss auf die Stimmung meines Partners.»**

   Jemand mit einer internalen Kontrollüberzeugung hat das Gefühl, die Laune des Partners aktiv beeinflussen zu können. Falls der Partner also in schlechter Stimmung nach Hause kommt, besteht immer noch die Möglichkeit, diese aufzufangen und ins Positive zu kehren. Wer diese Kontrollüberzeugung hat, traut sich zu, etwas zu verändern, und fühlt sich den Ereignissen nicht einfach schutzlos ausgeliefert.

   Diese Überzeugung kann man nicht nur als Einzelperson haben und pflegen, sondern auch als Paar, wenn man zu zweit das Gefühl hat: Wir haben es in der Hand, unser Leben zu gestalten. Dieser Typ ist bei zufriedenen Paaren häufiger zu finden, da hier die Partner zuversichtlich sind, ihre Beziehung konstruktiv gestalten, Schwierigkeiten überwinden und Krisen bewältigen zu können.

   Partner mit dieser Kontrollüberzeugung packen ihre Probleme an und lassen sich nicht von ihnen dominieren.

Was tun, wenn man sich ausgeliefert fühlt?

Eine externale Kontrollüberzeugung (defensiv oder passiv) ist vor allem deshalb ungünstig, weil sie ein Gefühl der Machtlosigkeit mit sich bringt. Die Betroffenen haben keine Hoffnung, etwas aus eigener Kraft beeinflussen zu können. Es mag wie ein kitschiger Satz aus einer Selbsthilfegruppe klingen, aber Tatsache ist: Man kann sich aktiv dagegen entscheiden, ein hilfloses Opfer zu sein und zu denken: «Wenn der andere erst mal schlecht gelaunt nach Hause kommt, ist der Abend so oder so gelaufen.» Wer das Gefühl hat, Einfluss nehmen zu können, kann stets auch etwas bewirken.

Was aber können Sie tun, wenn Sie merken, dass Sie es sich nicht zutrauen, etwas zu verändern? Hinterfragen Sie in diesem Fall zunächst Ihre Einstellung:

- Schätze ich die Situation realistisch ein? Wer sich machtlos und bedrängt fühlt, schafft es oft nicht mehr, eine Situation sachlich zu analysieren. Versuchen Sie, etwas Distanz zu gewinnen. Atmen Sie tief durch und versuchen Sie, die Sache nochmals ganz nüchtern zu betrachten. Schreiben Sie gegebenenfalls die Kernpunkte Ihres Problems auf, um ein klareres Bild zu gewinnen.
- Kann ich wirklich nichts ändern oder sehe ich vielleicht einfach die Möglichkeit nicht? Genauso sachlich wie die Grundsituation sollten Sie auch Ihre Optionen betrachten. Oft fühlt man sich im ersten Moment viel hilfloser, als man tatsächlich ist. Vielleicht hilft es Ihnen, sich vorzustellen, wie eine andere Person mit dem Problem umgehen würde. Versuchen Sie dann, so gewonnene neue Handlungsoptionen in die Tat umzusetzen.
- Habe ich vielleicht eine externale Kontrollüberzeugung (siehe oben) und denke deshalb, dass alles dem Schicksal überlassen ist oder dass nur die anderen die Macht haben, Dinge zu beeinflussen, ich aber selber nicht? Sehe ich eine Möglichkeit, in diesem konkreten Fall eine andere Haltung einzunehmen?

Wenn Sie erkennen, welche Art der Kontrollüberzeugung Sie haben, dann ist dies der erste Schritt in die richtige Richtung. Stellen Sie fest, dass Sie eine internale Kontrollüberzeugung hätten, sich jedoch in einer bestimmten Situation nichts zutrauen, dann sollten Sie mit aller Kraft versuchen, dennoch Einfluss zu nehmen und aktiv zu werden. Fragen Sie sich bewusst und in einer ruhigen Situation, was Sie dazu beitragen können, eine Situation zu verändern:

- Gibt es Aktivitäten, die Sie unternehmen können, um das Wohl der Partnerschaft zu fördern?
- Was hat früher in ähnlichen Situationen gut funktioniert?

Stellen Sie dagegen fest, dass Sie eine externale Kontrollüberzeugung haben, dann hilft dies nicht weiter. Sie werden vermutlich eher passiv bleiben, die Probleme zu akzeptieren versuchen und resignieren. Holen Sie sich in diesem Fall Unterstützung bei einem Therapeuten, der Ihnen hilft, diese tieferliegenden Überzeugungen und Erwartungshaltungen zu verändern.

Kontrollüberzeugungen sind schwer veränderbar, und es fällt nicht allen Leuten gleichermassen leicht, das Ruder in die Hand zu nehmen und den Kurs mitzugestalten. Machen Sie sich daher bewusst, wo Sie Hilfe von aussen brauchen – und was Sie selber zu tun in der Lage sind.

GUT ZU WISSEN *Insgesamt gilt: Sie können in der Realität durchaus etwas beeinflussen, wenn Sie es sich gedanklich zutrauen.*

Faire Ursachenforschung betreiben

«Er ist und bleibt ein unsensibler Kerl» und «Sie war halt schon immer eine Chaotin» – manchmal finden wir Erklärungen schneller, als uns guttut. Und hauen dabei öfter ganz schön daneben. So bleiben Sie fair beim Zuschreiben von Ursachen.

Erwartungen – das Thema der vorangehenden Kapitel – beziehen sich auf künftige Ereignisse; wir machen uns eine Vorstellung davon, was wie werden wird. Kontrollüberzeugungen sind ein spezieller Typ von Erwartungen: Bei ihnen stellt sich die Frage, ob wir uns zutrauen, den Ausgang eines Ereignisses zu beeinflussen (internale Kontrollüberzeugung), oder ob wir denken, dass ein Ereignis unabhängig von unserem Einwirken stattfindet (externale Kontrollüberzeugung).

Nach einem Ereignis – besonders wenn dieses unerwartet positiv oder unerwartet negativ ausgegangen ist – setzt jeweils ein neuer Einschätzungsprozess ein. Wir fragen uns, warum etwas so abläuft und nicht anders. Warum kommt der Partner so häufig zu spät nach Hause? Warum schaffen wir es nicht, in Konfliktgesprächen sachlich und fair zu bleiben? Warum küsst mich der Partner heute weniger als noch vor ein paar Jahren? Warum stört mich auf einmal eine Gewohnheit des Partners, die mich früher unberührt gelassen hat? Im Folgenden geht es um diesen Einschätzungsprozess und um seine Bedeutung für die Partnerschaft.

Wie wir uns Erklärungen zurechtlegen

Wir alle sind Forscher. Was auch immer in unserem Leben passiert, wir wollen der Sache instinktiv auf den Grund gehen und die Ursache für ein bestimmtes Ereignis finden. Und wir werden fast immer in Rekordzeit mit plausiblen Erklärungen fündig. Häufig basieren diese auf unseren Erfahrungen, und wir schliessen von Einzelfällen vorschnell auf andere. Zudem folgen diese Erklärungen meist einem Schwarz-Weiss-Muster und sind wenig differenziert.

Dabei hätten wir ganz verschiedene Möglichkeiten, den Ausgang eines Ereignisses zu deuten: Sind wir durch die Prüfung gerasselt, weil wir zu wenig gelernt haben, oder war der Test ganz einfach zu schwer? Haben wir den Job nicht bekommen, weil wir beim Vorstellungsgespräch gepatzt haben, oder war die Firma auf der Suche nach einer Person mit einem anderen Profil?

Der wahre Grund hinter einem Vorgang ist oft nicht restlos erklärbar. Fest steht aber: Je nachdem, welche Erklärungen wir für das Ergebnis wählen, fällt unser Urteil über uns selbst mehr oder weniger schmeichelhaft aus. Und diese Ursachenzuschreibungen sind ein weiterer Faktor, der auf unsere Partnerschaft einwirkt – und den wir beeinflussen können.

Blättern Sie vor auf die nächste Seite und machen Sie das Gedankenexperiment im Kasten. Es zeigt: Die genau gleiche Situation lässt sich auf verschiedenste Weise erklären; alle aufgelisteten Erklärungen sind durchaus denkbar. Vielleicht ist Ihnen aber schon beim Durchlesen aufgefallen, dass es gefühlsmässig einen Unterschied macht, welche Variante Sie heranziehen: Wer die Verspätung auf einen Zwischenfall zurückführt, ist vielleicht besorgt. Vermuten Sie dahinter eine Forderung des Chefs, sind Sie vielleicht auf den Vorgesetzten ärgerlich, aber nicht auf den Partner.

ÜBUNG: GEDANKENEXPERIMENT

Lassen Sie sich kurz auf ein Gedankenexperiment ein und stellen Sie sich folgende Situation vor: Sie haben einen gemütlichen Paarabend geplant. Sie kommen früher nach Hause, bereiten ein feines Nachtessen vor, machen sich schick und erwarten freudig Ihren Partner. Ihre Vorfreude wird aber bald strapaziert, denn Ihr Partner taucht nicht zum vereinbarten Zeitpunkt auf. Eine Viertelstunde vergeht. Dann eine halbe und schliesslich fast eine ganze. Auch auf dem Handy ist Ihr Partner nicht zu erreichen – und das Essen ist längst kalt. Wie erklären Sie sich die Situation? Welche der unten stehenden Erklärungen kommt der Ihren am nächsten?

- Etwas Unvorhergesehenes ist passiert. Vielleicht ein Stau?
- Mein Partner wurde wohl im Büro aufgehalten. Vielleicht hatte der Chef einen Sonderwunsch.
- Mein Partner hat den Termin vermutlich schlicht vergessen.
- Pünktlichkeit war noch nie die Stärke meines Partners.
- Mein Partner treibt sich irgendwo rum. Das ist typisch. Meine Bedürfnisse waren ihm schon immer egal.

Etwas anders sieht es aus, wenn Sie die Verspätung als ein Versäumnis des Partners, als eine generelle Schwäche von ihm oder sogar als einen «Charakterfehler» sehen. Dann dürften eher Frust und Ärger aufkeimen. Denn auch hier gilt: Was wir denken, bestimmt, wie wir fühlen.

Kleine Systematik der Ursachenzuschreibung

Die Art und Weise, wie wir unplanmässige Ereignisse erklären, funktioniert nach einem ganz bestimmten System. Entscheidend sind folgende drei Fragen:

1. **Ort:** Liegt der Grund bei meinem Partner oder sind äussere Gründe entscheidend? «Hat der Partner die Abmachung vergessen oder gab es einen Stau?»
2. **Zeit:** Reagiert mein Partner diesbezüglich ständig so oder nur in diesem konkreten Fall? «Vergisst mein Partner des Öftern Abmachungen mit mir oder ist dies nur heute so?»

3. **Thema / Bereiche:** Reagiert mein Partner in allen Bereichen so oder nur bei diesem einen? «Hält mein Partner nur Abmachungen mit mir nicht ein oder kommt er zu allen Verabredungen zu spät?»

Natürlich ist es nicht so, dass wir in einer solchen Situation blitzschnell alle diese Fragen abchecken. Das passiert unbewusst und in Sekundenbruchteilen. Oft greifen wir auch auf vorgefertigte Erklärungen zurück – und die können mehr oder weniger vorteilhaft für uns oder den Partner ausfallen.

Kombiniert man alle drei Fragen, kommt man für ein Ereignis auf acht mögliche Erklärungen. Die Tabelle unten zeigt, wie unterschiedlich ein und dasselbe Ereignis erklärt werden kann. Von Bedeutung ist vor allem, ob man die schlechte Laune des Partners auf äussere Umstände (externale Urachenzuschreibung) oder auf den Partner selber (internale Ursachenzuschreibung) zurückführt. Und ob man denkt, dass der Zustand nur gerade jetzt aktuell ist oder dass es sich um einen Dauerzustand handelt.

EIN EREIGNIS – ACHT ERKLÄRUNGEN

Das zu erklärende Ereignis: Laura fängt mit ihrem Freund Streit an. Welche Erklärungen gibt es?

	Der Grund liegt beim Partner (internal)		Äussere Gründe (external)	
	Ständig	**Jetzt/aktuell**	**Ständig**	**Jetzt/aktuell**
Trifft auf alle Bereiche zu (global)	Laura hat einen schlechten Charakter, sie ist eine schwierige Person.	Laura ist momentan generell in schlechter Verfassung. Sie eckt überall an.	Laura ist seit Monaten mit ihrer Lebenssituation überfordert.	Laura steht beruflich gerade sehr unter Druck und ist deshalb in schlechter Verfassung.
Trifft nur auf diesen einen Bereich zu (spezifisch)	Laura ist jemand mit einem Hang zum Übertreiben.	Laura hat ihre Tage, da ist sie immer reizbarer.	Laura hat im Beruf seit jeher viele Probleme.	Laura steht beruflich gerade sehr unter Druck und ist deshalb leicht reizbar.

So nicht: Diese Einschätzungen schaden der Partnerschaft

Problematisch wird es dann, wenn man sich bei Erklärungsversuchen in «Nie»- und «Immer»-Begründungen verstrickt und beispielsweise alles auf schlechte, überdauernde Charaktereigenschaften schiebt. Annahmen wie: «Er war schon immer unpünktlich», «Sie ist einfach zu unsensibel, um das zu verstehen» oder «Er beachtet mich sowieso nicht, weil er kein Sensorium für Frauen hat» sind undifferenzierte und unfaire Rundumschläge gegen den Partner. Einerseits färben diese Einschätzungen Ihre Gefühle ein, andererseits beeinflussen sie den Partner (erinnern Sie sich noch an den Rosenthal-Effekt, der bei den Erwartungen auf Seite 157 besprochen wurde?). Wenn Sie denken, dass er immer zu spät kommt, weil er einen schlechten Charakter hat, dann wird es ihm schwerfallen, dagegen anzukämpfen und das Bild, das Sie von ihm haben, zu korrigieren. Wählen Sie aber eine günstigere Zuschreibung, schaffen Sie eine bessere Ausgangslage: «Pünktlichkeit ist zwar nicht deine Stärke. Ich bin aber sicher, dass du das mir zuliebe ändern kannst, wenn es mir wichtig ist.»
Die ungünstigste Art und Weise, die drei Fragen von Seite 168 zu beantworten, wäre also:

1. Der Fehler liegt bei meinem Partner (internale Ursachenzuschreibung auf den Partner bezogen).
2. Er macht diesen Fehler ständig (Chronizität).
3. Er macht den Fehler überall (alle Bereiche).

Dieses Vorgehen bei der Ursachenzuschreibung schränkt den Spielraum für positive Veränderungen stark ein. Eine hoffnungsvollere Variante der Begründung wäre:

1. Der Fehler liegt in etwas Äusserem, Unvorhergesehenem (externale Ursachenzuschreibung, nicht auf den Partner bezogen: «Er ist im Stau stecken geblieben.»).
2. Dieser Fehler passiert ihm nie oder nur ganz selten (Einmaligkeit: «Er ist sonst immer sehr pünktlich.»).
3. Dieser Fehler ist sehr untypisch für ihn (es handelt sich um einen Einzelbereich: «Dass er eine Abmachung mit mir nicht einhält, ist völlig untypisch.»).

NINA UND PASCAL sitzen abends im Wohnzimmer und lesen. Beiläufig erwähnt Nina, dass am nächsten Tag ihre Mutter zu Besuch komme. Pascal findet das ungeheuerlich, da dienstags jeweils sein freier Abend ist. Er beklagt sich, dass Nina ohne vorherige Absprache jemanden an seinem freien Abend einlade, und wirft ihr vor, dass sie gemeinsam getroffene Abmachungen nicht einhalte. Es störe seinen Abend, wenn jemand da sei, da er sich dann aus Anstand nicht zurückziehen und seine Ruhe haben könne. Nina findet Pascals Reaktion völlig übertrieben: «Aber Mama kann doch auch kommen, wenn es dein freier Abend ist. Du bist immer so kompliziert, intolerant und rigid. Ein richtiger Kleinkrämer! Dann wechselst du halt mal deinen freien Abend.» Pascal ärgert sich und zieht sich grollend zurück: «Das ist unfair. Zuerst lädt sie ihre Mutter an meinem freien Abend ein, und dann wirft sie mir vor, dass ich unflexibel sei. Das ist eine Frechheit.»

Was läuft schief?

Nina macht im Gespräch verallgemeinernde, charakterzuschreibende Äusserungen, welche Pascal in die Enge treiben und ihn als Kleinkrämer, unflexiblen und rigiden Typen abstempeln. Das passiert, weil Nina eine internale (auf Pascals Art bezogene), stabile («Du bist immer so kompliziert») und globale Ursachenzuschreibung («Überall bist du so unflexibel und rigid geworden») vornimmt.

Was können Nina und Pascal besser machen?

Günstiger wäre, wenn sich Nina entschuldigen würde, dass sie den freien Abend von Pascal vergessen hat, als sie ihre Mutter einlud. Statt Pascal anzugreifen und abzuwerten, würde sie ihm so die Möglichkeit bieten, sich grosszügiger und flexibler zu zeigen, wenn er dies wollte.

Bleiben Sie ein aktiver Mitspieler

Selbstverständlich soll hier nicht die Idee sein, beispielsweise einen notorischen Zuspätkommer mit irgendwelchen fadenscheinigen Gründen zu schützen, wenn klar ist, dass der Partner sich mehr bemühen sollte. Wichtig ist allein, dass Sie keine vorschnellen Urteile fällen und sich an den Leitsatz «Im Zweifel für den Angeklagten» halten. Konstruktiv ist beispielsweise folgende Haltung: «Der Partner trägt zwar die Verantwortung dafür (internale Ursachenzuschreibung auf den Partner bezogen), dass er zu spät kommt (jetzt/aktuell), doch dies liegt daran, dass er sich zu wenig abgrenzen kann (in einem bestimmten Bereich, nicht überall). Ich werde ihn ermuntern und ihn dabei unterstützen, sich mehr zu wehren und für seine Rechte einzustehen.»

TIPP *Bleiben Sie offen, wenn Sie nach Gründen für das Verhalten Ihres Partners suchen. Idealerweise tut Ihr Partner im Hinblick auf Ihr Verhalten dasselbe. Gewähren Sie bei unerfreulichen Ereignissen einen Vorsprung an Goodwill und denken Sie nicht gleich negativ.*

Übernehmen Sie Verantwortung

Eine offene Einstellung lohnt sich auch, wenn es darum geht, die Verantwortung für Ereignisse zu übernehmen, die zwischen den Partnern passiert sind. Unglückliche Paare neigen dazu, bei Konflikten die Schuld an den Partner abzuschieben – und ziehen häufig auch gleich noch die «Charakterkarte», indem sie alles einer überdauernden, grundlegenden Persönlichkeitsschwäche des Partners zuschreiben. Das ist unbefriedigend und unfruchtbar. Prüfen Sie stattdessen, wo Sie Verantwortung übernehmen können – so tragen Sie dazu bei, etwas zu verändern.

Machen Sie sich Ihre eigenen Einflussmöglichkeiten und Ihren Gestaltungsspielraum bewusst. Sie sind ein aktiver Mitspieler in Ihrer Partnerschaft! Sie haben es in der Hand, mit Ihrer Haltung in Sachen Erwartungen und Ursachenzuschreibungen etwas zu bewirken.

7

Der Sexualität Raum geben

Damit aus Lust nicht Frust wird, braucht der sensible Bereich der Sexualität Pflege und Aufmerksamkeit. In diesem Kapitel erfahren Sie, wie Sie als Paar Ihr eigenes Kommunikationssystem der Lust entwickeln können.

So halten Sie Ihr Liebesleben in Schwung

Die Sexualität ist wie ein Muskel: Wenn er nicht gebraucht wird, verkümmert er. In diesem Kapitel erfahren Sie, wie Sie das verhindern und in Ihrer Beziehung eine gute Basis für lustvolle Begegnungen schaffen.

Die körperliche Liebe ist ein wichtiger Bestandteil der Partnerschaft. Sie ist eine Quelle der Begegnung und Intimität und meist auch ein Zeichen von Exklusivität und Zweisamkeit.

Genau wie eine Partnerschaft als Ganzes braucht auch die Sexualität Pflege und Investitionen, damit sie langfristig erfüllend ist. Denn eine lustvoll befriedigende Sexualität ist kein Selbstläufer.

Gradmesser für die Beziehungsqualität

Verschiedene Studien zeigen, dass eine hohe Partnerschaftszufriedenheit mit einer hohen Zufriedenheit im Sexuellen zusammenhängt. Anders formuliert: Glückliche Paare haben meistens auch guten Sex. Dieser Zusammenhang gilt auch im Negativen: Kämpft ein Paar mit Beziehungsproblemen, zeigt sich das praktisch immer auch in einer Unzufriedenheit im Bett. Allerdings gilt: Während bei glücklichen Paaren durchaus auch sexuelle Probleme oder sexuelle Unzufriedenheit auftreten können, gibt es bei unglücklichen Paaren nur selten eine befriedigende Sexualität.

Huhn und Ei, Sex und Glück

Die Frage nach Ursache und Wirkung lässt sich kaum beantworten: Leidet die Zufriedenheit, weil es mit dem Sex nicht so richtig klappen will, oder ist umgekehrt die unbefriedigende Sexualität das Resultat der schlechten Stimmung in der Partnerschaft? Obwohl keine definitive Antwort möglich ist, zeigen Studien und die Erfahrungen im therapeutischen Alltag, dass sich sexuelle Probleme oft spontan bessern oder sogar ganz verschwinden, wenn Paare andere Beziehungsprobleme in den Griff bekommen und allgemein mit ihrer Partnerschaft wieder zufriedener sind.

Die wichtigste Sache der Welt?

Religiöse und gesellschaftliche Einflüsse, aber auch die Medien prägen unsere Einstellungen zur Sexualität. Doch wie wichtig ist Sex wirklich? Diese Frage kann jedes Paar nur für sich selbst beantworten. Einerseits spielt die Libido (Stärke des Sexualtriebs) beider Partner eine Rolle, anderseits die Bedeutung, die ein Paar der Sexualität zubilligt. Haben beide Partner eine starke Libido, wird ihnen Sexualität zwangsläufig wichtiger sein als Paaren mit schwächerem Sexualtrieb. Problematisch wird es dann, wenn das Bedürfnis nach sexuellen Begegnungen bei den Partnern unterschiedlich gross ist. Dann geht es darum, einen für beide annehmbaren Kompromiss zu finden (mehr dazu ab Seite 44).

Paare können für sich aber auch entscheiden, dass die Sexualität eine nebensächliche Rolle spielt, oder akzeptieren, dass sie mit zunehmendem Alter eine geringere Bedeutung erhält.

Zudem gibt es phasenweise Unterschiede: So kann die Sexualität mal eine grössere, mal eine kleinere Rolle spielen. Insgesamt stellt sie jedoch eine Grösse dar, die von vielen Paaren als Quelle der Lust, der positiven Energie, der körperlichen und emotionalen Intimität und Exklusivität empfunden wird. Eine erfüllende Sexualität verbindet, sie stellt eine elementare Form einer positiven Begegnung dar, in der auch Hormone (Endorphin, Oxytozin) ihren Beitrag zum Glückserleben leisten.

Eine Beziehung, welche nur auf gutem Sex gründet, hat in der Regel keine längerfristige Perspektive. Umgekehrt gilt jedoch, dass eine gute Paarbeziehung in der Regel einen Nährboden für eine befriedigende Sexualität schafft.

GUT ZU WISSEN *Wer in seiner Beziehung eine liebevolle, entspannte Atmosphäre pflegt, schafft die besten Voraussetzungen für ein erfülltes Sexualleben.*

Die Zutaten für ein erfülltes Sexualleben

Ein befriedigendes Sexualleben gehört zu den Idealvorstellungen, welche viele Menschen mit einer Partnerschaft verbinden. In der Regel starten Paare mit häufigem und befriedigendem Sex in die Beziehung: Man begehrt sich, liebt sich, experimentiert und geniesst die körperliche Zweisamkeit.

Mit fortschreitender Beziehungsdauer – und vor allem nach der Geburt von Kindern – verändert sich der Stellenwert der Sexualität. Zum einen tritt häufiger Lustlosigkeit ein, zum anderen beginnt das Prickelnde, Stimulierende und Aufregende immer stärker in den Hintergrund zu treten und einer gewissen Monotonie und Routine Platz zu machen, die gerade im Bereich der Sexualität als störend und unbefriedigend empfunden wird. Und trotzdem gibt es Paare, welche die Freude an der Sexualität über Jahrzehnte bewahren können und bei denen die Lust aufeinander nicht versiegt. Was ist deren Geheimnis?

Ein erfülltes Sexualleben baut im Wesentlichen auf drei Pfeilern auf:

- Sex braucht Priorität.
- Sex braucht Abwechslung.
- Sex braucht Raum.

Sex braucht Priorität

Viele Paare erwarten, dass Sexualität in der Partnerschaft «einfach so» passiert. Das ist insofern verständlich, als man mindestens ganz am Anfang der Beziehung auf einen Sturm der Hormone zählen kann, der ohne Zutun und irgendwelche Bemühungen für ordentliches Prickeln sorgt. Nach dieser ersten Phase der Verliebtheit muss man sich jedoch aktiv um seine Beziehung kümmern – auch ums Sexualleben.

TIPP *Entscheiden Sie sich aktiv dafür, der Sexualität in Ihrer Beziehung Priorität zu geben und sie zu pflegen. Das bedeutet vielleicht, den Haushalt auch mal Haushalt sein zu lassen. Und das Einräumen des Weinkellers auf den nächsten Tag zu verschieben.*

Sex braucht Abwechslung

Auch wenn es Ihr absolutes Lieblingsgericht ist – das beste Essen der Welt wird langweilig, wenn Sie es Tag für Tag serviert bekommen. Es ist nun einmal eine Tatsache, dass die Schmetterlinge im Bauch beim Anblick des

Partners nach jahrelanger Beziehung weniger werden. Auch wenn das ganz normal ist – tatenlos hinnehmen müssen Sie es nicht.

Sorgen Sie für Abwechslung. Achten Sie auf Ihr Äusseres und versuchen Sie, immer mal wieder ein neues Element in Ihr Liebesspiel einzubringen. Vielleicht träumen Sie davon, eine Nacht in einem besonderen Hotel zu verbringen. Oder Sie möchten auch in den eigenen vier Wänden Sex mal woanders als im Bett haben. Oder statt immer nur abends auch mal tagsüber oder mitten in der Nacht. Probieren Sie auch verschiedene Stellungen aus. Vielleicht haben Sie eine Phantasie, die Sie schon länger ausleben möchten?

TIPP *Besprechen Sie mit Ihrem Partner, was Ihnen gefällt und was Sie sich wünschen. Versuchen Sie, sich wechselseitig in der körperlichen Liebe Wünsche zu erfüllen und gemeinsam Freude und Lust zu empfinden. Und überraschen Sie den anderen immer wieder – mit Romantik, Zärtlichkeit, sinnlicher oder leidenschaftlicher Verführung.*

Bei allem Experimentieren ist es wichtig, dass Sie nur das tun, was Sie und Ihr Partner auch wirklich tun wollen. Denn nur so können Sie beide den Sex geniessen.

Sex braucht Raum

Intimität kann man als Paar nur geniessen, wenn der Rahmen stimmt. Sexualität braucht nicht nur Zeit, sie braucht auch einen angemessenen Raum. Dazu gehört, dass Sie sich, wenn Sie Kinder haben, zurückziehen können und Ihre Nachbarn akustisch nicht mehr teilhaben lassen müssen, als Ihnen lieb ist. Schaffen Sie auch die richtige Atmosphäre für Intimität, indem Sie den Raum, in dem der Sex stattfindet, attraktiv gestalten, sich eine Nische für Intimität schaffen.

HINWEIS *Welche Atmosphäre ist Ihnen beim Sex wichtig? Richten Sie es sich genau so ein, wie es für Sie stimmt.*

Was sonst noch zählt

Neben räumlichen und zeitlichen Faktoren beeinflussen weitere Gegebenheiten die Sexualität. Dazu zählen beispielsweise die aktuelle Lebenssituation, die momentane Stimmung und Befindlichkeit und das situative Interesse an Sex. Damit spielen der Alltag, die tagsüber gemachten Erfahrungen und Erlebnisse ins Sexualleben eines Paares hinein. Wenn jemand beispielsweise einen aufreibenden Tag hinter sich hat, kann die Lust reduziert sein. Stress hat somit einen direkten Einfluss auf die Sexualität des Paares.

Sex und Stress: Männer und Frauen ticken anders

Stress und Belastungen sind nicht nur eine Bedrohung für die gesamte Beziehung, sondern auch für die Sexualität. Im Bereich der körperlichen Liebe reagieren Männer und Frauen jedoch auf Stress in der Regel unterschiedlich, weil Lust, Anspannung und Entspannung bei Frauen und Männern anders funktionieren.

Der männliche Weg: Sex als Stress-Therapie

Für Männer wird Sex in stressigen Zeiten vielfach zu einem Ventil, über das sie Druck abbauen können. Die tiefgreifende Entspannung nach dem Akt wird so mehr oder weniger bewusst als «Anti-Stress-Therapie» eingesetzt. Männer sind daher häufig auch unter Stress für Sex offen und können ihn geniessen.

Der weibliche Weg: Stress als Lustkiller

Sex zum Zweck des Stressabbaus einzusetzen, funktioniert dagegen für die meisten Frauen nicht, denn die Entspannung nach dem Orgasmus, die beim Mann so unmittelbar einsetzt, ist bei der Frau weniger deutlich. Das gibt ihr zwar die Möglichkeit, mehrere Orgasmen während eines Liebesspiels zu erleben. Das Einsetzen der Entspannung ist dafür aber wesentlich subtiler.

Viele Frauen haben auch schlicht keine Lust auf Sex, wenn Probleme anstehen oder wenn sie gestresst sind. Für Frauen sind Atmosphäre und Stimmigkeit wichtiger als für Männer, weil es ihnen häufig um mehr als um die reine Lusterfahrung geht. Intimität, Nähe und Verbundenheit spielen für sie in stärkerem Ausmass eine Rolle. Stress und Sorgen können die Lust dämpfen.

Fehlende Lust ist denn auch ein häufiges Phänomen in Partnerschaften – zwischen 30 und 40 Prozent der Paare klagen darüber. Lustkiller sind vielfältig, doch Stress spielt dabei eine grosse Rolle: Er macht müde, ungelöste Probleme kreisen im Kopf, man ist emotional aufgewühlt vom Tagesgeschehen, etwas wurmt einen – der Abend ist vermiest. Da sich Frauen in der Regel stärker emotional einlassen und neben ihrem eigenen Stress vielfach auch denjenigen der Kinder, des Partners und anderer Bezugspersonen mittragen, hat dies auf ihre Sexualität häufig einen lustdämpfenden Einfluss.

LARS UND JENNY kommen in die Paartherapie, weil sie ihr Sexualleben als unbefriedigend erleben. Die beiden sind sich einig: Es läuft zu wenig. Zwar schlafen sie noch ab und zu miteinander, doch hätten beide das Bedürfnis, es öfter zu tun. Wenn nur nicht die Gelegenheiten fehlen würden! Jenny klagt, dass es einfach nie den richtigen Moment gebe. Sie findet Lars nach wie vor attraktiv, doch das Leben der beiden ist so voll, dass sich kaum Zeit für Sex findet. Beide arbeiten bis spät in den Abend hinein. Wenn sie dann nach Hause kommen, wartet der Haushalt, die Wäsche ... Nachher sind Jenny und Lars zu müde, sie kuscheln im besten Fall noch kurz miteinander und schlafen dann ein.

Wie so viele Paare haben sich Lars und Jenny in der Idee des «perfekten Momentes für Sex» verstrickt. Sie warten auf die richtige Stimmung, den richtigen Zeitpunkt, das genug grosse Zeitfenster, den richtigen Ort, vielleicht sogar auf die richtige Kleidung und auf viele andere Dinge. Schliesslich soll der Sex, wenn er doch nur noch so selten stattfindet, auch etwas Besonderes sein. Aber plötzlich wird die Liste der Bedingungen, die stimmen müssen, derart lang, dass in einem geschäftigen Alltag nie mehr alle Punkte erfüllt sein können.

Wie lässt sich Abhilfe schaffen? Lars und Jenny können sich folgende Dinge fragen:

- Können wir neue Zeitpunkte entdecken, an denen wir Sex haben und geniessen können? Zum Beispiel:
- Gleich nach der Arbeit statt am Ende des Tages?
- Am Morgen nach dem Aufwachen?
- Können wir auch einen Quickie geniessen?
- Können wir neue Freiräume schaffen? Beispielsweise die gemeinsame Lieblingsserie aufnehmen und die Zeit für Zärtlichkeiten nutzen?

- Können wir Sexualität wirklich nur geniessen, wenn sich beide vor Lust verzehren – oder können wir einfach auch mal nur Sex haben, ohne grosse Erwartungen?
- Welche sexuellen Begegnungen haben wir früher zusammen genossen, die wir wieder aufleben lassen könnten?
- Macht es uns Spass, Sex an einem neuen Ort zu haben? Vielleicht ganz einfach in einem anderen Raum als im Schlafzimmer?

Oft ist es nicht so, dass ein Paar wirklich zu wenig Zeit oder Energie für die Liebe hat. Sondern, dass dem Sex zu wenig Raum und Priorität zugestanden wird. Wie Sie die körperliche Liebe zu einer Priorität machen, erfahren Sie im nächsten Kapitel.

Wenn nicht der Alltag, sondern der Partner stresst
Wirklich verzwickt wird die Sache dann, wenn der Ursprung des Stresses in der Partnerschaft selber liegt. Bei der Frau ist die Lust auf Sex eng mit der Zufriedenheit mit dem Partner verknüpft: Bei Beziehungsproblemen und Unzufriedenheit mit der Beziehung schwindet auch die Lust auf Sex. Deshalb ist es so wichtig, dass ein Paar die Beziehung im Lot hält.

HINWEIS *Jede Pflege der Partnerschaft ist auch eine Pflege der Sexualität.*

Sie wollen mehr Sex? Haben Sie ihn!

Wer mehr Sex haben will, sollte nicht nur dafür sorgen, dass die Beziehungsqualität stimmt. Wer mehr Sex haben will, soll ganz einfach auch mehr Sex haben. Klingt banal? Es funktioniert.

TIPP *Viele Paare sind derart darauf fixiert, den idealen Moment für Sex abzuwarten, dass es gar nicht mehr dazu kommt.Dem können Sie abhelfen, indem Sie sich für die körperliche Liebe ganz pragmatisch und bewusst Zeit nehmen – die Sexualität in Ihrem Leben sozusagen einplanen.*

Das Warten auf den perfekten Moment wird vielen Paaren zum Verhängnis. Denn Hand aufs Herz: Im Alltag gibt es doch immer etwas, das nicht ganz stimmt, das es noch zu erledigen gilt oder das einen beschäftigt: Mal ist man zu müde. Mal sind Gäste im Haus, die bis spät in die Nacht bleiben. Mal hat einer der beiden einfach keine Lust. Mal wären beide in der Stimmung, da will eines der Kinder im Ehebett schlafen, weil es schlecht geträumt hat. Und wieder ein anderes Mal fühlt man sich unpässlich oder hat zu wenig Musse. Dann hofft man auf das bevorstehende Wochenende und stellt fest, dass man jetzt gleichzeitig müde ist und Gäste im Haus hat… Es scheint fast ein Naturgesetz zu sein: Gründe, um den Sex zu verschieben, finden sich immer.

Die Sexualität ist wie ein Muskel
Aus Studien mit älteren Paaren weiss man, dass diejenigen Paare ein befriedigendes Sexualleben bis ins hohe Alter haben, die während ihrer Partnerschaft regelmässig Sex hatten (spezielle Phasen wie beispielsweise die Zeit nach einer Geburt selbstverständlich ausgeklammert). Denn die Sexualität ist wie ein Muskel: Wenn man ihn nicht benutzt, dann verkümmert er. Der Körper verlernt schnell, die für erfüllenden Sex notwendigen Systeme «in Schwung» zu halten. Und so schläft mit der Zeit nicht nur die Lust auf Sex ein. Auf körperlicher Ebene sind beispielsweise auch Erektionsstörungen oder ein ungenügendes Feuchtwerden der Scheide die Folge.

INFO *Heute Sex zu haben, ist der beste Weg, auch morgen und nächste Woche und im nächsten Jahr Sex zu haben.*

Selbstverständlich müssen Sie sich nicht verpflichtet fühlen, jeden Tag Sex zu haben, wenn Sie das nicht möchten. Sie und Ihr Partner entscheiden, welche Häufigkeit für Sie stimmt (mehr zum Thema Häufigkeit auf Seite 188). Es geht einzig darum, dass Sie Ihre Sexualität nicht aufs Abstellgleis rollen lassen, weil Sie sie von dort nur mit viel Kraft und Anstrengung wieder wegbringen. Um es ein bisschen salopp auszudrücken: Je mehr der Wagen rollt, desto leichter fährt es sich.

Planen Sie Sex bewusst ein

Sie möchten verhindern, dass Sex klammheimlich aus Ihrer Beziehung verschwindet? Dann gibts nur eins: Planen Sie ihn ein. Vielleicht gibt es

SEX NACH DER SCHWANGERSCHAFT

Die Geburt eines Kindes ist die vielleicht deutlichste Zäsur, die man im Sexualleben der meisten Paare findet. Als Frau sind Sie plötzlich nicht mehr nur Partnerin und Geliebte, sondern auf einmal auch Mutter. Und als Mann werden Sie Ihre Frau jetzt in dieser erweiterten Rolle wahrnehmen, aber auch Ihre Vaterpflichten übernehmen müssen.

Ist das Kind da, stellt sich dem Paar die schwierige Herausforderung, Elternschaft und Partnerschaft unter einen Hut zu bringen. Das Baby verlangt die ganze Aufmerksamkeit, die Rollenaufteilung muss neu definiert werden, beide Partner stossen an ihre physischen Grenzen (wenig Schlaf, neuer Rhythmus usw.) und durchleben eine Zeit voller neuer Aufgaben und Unsicherheiten. Aufgrund dieser Belastungen nimmt die Partnerschaftsqualität bei den meisten Eltern in dieser Zeit ab. Dies wiederum hat Auswirkungen auf die Sexualität, die in dieser Phase keine Hochblüte erlebt.

Jetzt gibt es nur eines: Gönnen Sie sich als Paar weiterhin Raum für die Pflege Ihrer Partnerschaft. Gehen Sie verständnisvoll miteinander um, sprechen Sie an, was die neue Situation für Sie bedeutet und welche Unterstützung Sie vom anderen brauchen (siehe Kapitel «Unterstützung geben und bekommen», Seite 85). So werden Sie als Eltern auch den Weg zurück zu einer erfüllenden Sexualität finden.

Männer sollten ihre Partnerin in dieser Phase nicht bedrängen. Es ist wichtig, dass der Impuls, wieder Sex zu haben, von der Frau aus kommt. Geburtsbedingte Verletzungen (Dammschnitt oder -riss usw.), körperliche und hormonelle Veränderungen, die physische Beanspruchung durch das Baby, Schlafmangel, die Umstellung des gesamten Lebens dämpfen häufig ihre Lust auf Sex. Die Zärtlichkeit des Partners ist dennoch gerade jetzt wichtig – vor allem aber sein Verständnis und seine Wertschätzung.

Wenn Sie als Mann die sexuelle Pause nach der Geburt akzeptieren können, die Ihre Partnerin vorgibt, wird ihre Lust früher oder später wiederkommen. Ist dies nicht oder nur zögerlich der Fall, sollten Sie gemeinsam nach Gründen suchen: Gibt es unausgesprochene Enttäuschungen, zum Beispiel über die Mithilfe im Haushalt oder mit dem Kind? Ist die Partnerin unzufrieden mit den neuen Lebensumständen, etwa weil sie ihren Job aufgegeben hat und in der neuen Rolle nicht zurechtkommt? Schätzen Sie, was Ihre Partnerin für Sie und das Kind tut?

Die besten Erfahrungen machen die Paare, die nicht ihre Sexualität in den Fokus stellen, sondern zuerst an der Partnerschaftsqualität arbeiten. Sie ist und bleibt die wichtigste Voraussetzung für eine befriedigende Sexualität. ■

bestimmte Wochentage, die sich anbieten. Oder Sie vereinbaren mit Ihrem Partner ganz einfach einen Termin, den Sie sich (der Privatsphäre zuliebe vielleicht mit einem Geheimcode) in die Agenda schreiben.

Vielen Paaren behagt die Idee von «Sex nach Stundenplan» nicht, da sie dabei die Spontaneität vermissen. Doch Spontaneität bezieht sich nicht nur auf den Augenblick, in dem Sie Sex haben, sondern auch darauf, wie Sie Sex haben – hier können Sie Ihrer Kreativität nach wie vor freien Lauf lassen. Und eingeplanter Sex hat entscheidende Vorteile:

- Geplanter Sex findet statt!
- Geplanter Sex braucht weniger «Aktivierungsenergie», weil man sich keine Gedanken um das Drumherum zu machen braucht.
- Für geplanten Sex nimmt man sich bewusst Zeit.
- Geplanter Sex lässt Raum für Vorfreude.

Das Beste daran: Neben dem geplanten Sex hat es noch beliebig viel Raum für freie, spontane erotische Begegnungen. Und geplanter Sex ist nicht gleichbedeutend mit Sex nach Rezept: Ihnen stehen weiterhin alle Freiheiten der Gestaltung offen.

Der Appetit kommt mit dem Essen

Viele Paare reagieren mit Unverständnis oder gar mit Widerwillen auf den Vorschlag, für sexuelle Intimitäten bewusst Raum im Alltag zu schaffen. Der häufigste Einwand: Man könne schliesslich nicht wissen, ob man im entsprechenden Moment auch Lust haben werde. Doch mit dem Sex ist es ein bisschen wie mit dem Essen: So, wie sich der Appetit häufig erst beim Anblick von Speisen einstellt, so kommt auch die Lust vielleicht erst beim Sex. Wie man regelmässige Mahlzeiten einnimmt, kann man auch regelmässigen Sex planen. Der Unterschied zwischen Hunger und Lust ist nämlich gar nicht so gross.

Das Beispiel zeigt, dass viele Stolpersteine in unseren Gewohnheiten und Einstellungen liegen. Wir sind es gewohnt oder denken, dass Sex spontan sein müsse. Das ist er ja auch häufig, doch wenn dies eben nicht mehr der Fall ist, dann lässt sich mit etwas Planung leicht nachhelfen.

Auf die Lust zählen reicht nicht

Sex zu haben, obwohl man sich nicht schon im Voraus nach dem Partner verzehrt, ist konträr zu unserer Idealvorstellung von spontanem, heissem

Sex. Doch nur wenige Paare können sich nach Jahren oder gar Jahrzehnten der Beziehung auf pure Lust verlassen, um ihre Sexualität wachzuhalten. So attraktiv die Partner füreinander auch sein mögen, die sexuelle Anziehung erodiert mit der Zeit und reduziert die Empfänglichkeit für den Sex-Appeal des anderen. Man gewöhnt sich aneinander – und damit nimmt die spontane Lust ab. Auch wenn man den Anblick des Partners weiterhin als schön empfindet, löst sein nackter Körper nach Jahren nicht mehr das gleiche elektrisierende Gefühl aus.

Doch das ist auch nicht nötig, um guten Sex zu haben. Sie stürzen sich zu den Essenszeiten in der Regel auch nicht gierig auf Ihre Mahlzeit, sondern geniessen sie und lassen es sich munden. Machen Sie es mit dem Sex genauso. Denn Sex zusammen geniessen kann man über Jahre hinweg, ja das Leben lang. Und wie man gute Speisen lange kaut, wird auch Sex mit der Zeit immer besser.

Wer auf die brennende Lust wartet, um Sex zu haben, kann unter Umständen länger warten, als ihm lieb ist. Warten Sie nicht auf das grosse Feuer, sondern schüren Sie die Glut und halten Sie jedes kleine Feuer wach.

GUT ZU WISSEN *Guten Sex haben heisst nicht, dass man gleich von null auf hundert beschleunigen muss. Lust entsteht oftmals erst während des Vorspiels oder sogar während des Liebesaktes selber. Genährt wird sie durch Kreativität und Spontaneität, Variation und Ideen.*

PATRICK UND SARAH sind seit 20 Jahren verheiratet und haben noch immer ein schönes und befriedigendes Sexualleben. Sie geniessen beide die Momente der Zweisamkeit und Intimität – Sex gehört bei ihnen zum Leben dazu. Häufig ergreift Patrick die Initiative, doch auch Sarah teilt Patrick mit, wenn sie Lust hat. Sie schmiegt sich dann im Bett an ihn und berührt ihn offenkundig, gibt sich verführerisch oder spricht ihn auf ihre Lust an. Patrick seinerseits teilt Sarah oft direkt mit, was er möchte. Beide gehen auf die sexuellen Wünsche des anderen ein, auch wenn nicht von Anfang an beide eine gleich intensive Lust verspüren. Sie lassen sich von der Lust des anderen anstecken, geniessen zunächst das sexuelle Zusammensein und steigern sich dann meist gegenseitig in eine tiefere Lust hinein.

Lust ist ein Extra und keine Voraussetzung
Sex ist in unserer Gesellschaft sehr präsent – und Gegenstand vieler Fehlmeinungen. So trifft die Vorstellung, Sex sei immer ein sprühendes Feuerwerk der Leidenschaft, einfach nicht zu. Im echten Leben ist Sex manchmal feurig, manchmal ruhig und sinnlich. Manchmal ist er leidenschaftlich, manchmal leise und zerbrechlich. Manchmal ist er laut, dann wieder still, manchmal ist er wild, dann wieder zärtlich. Manchmal ist er fordernd, manchmal unsicher und weich.

HINWEIS *Finden Sie sich mit der Tatsache ab, dass nicht jeder Sex der Sex Ihres Lebens ist. Sex ist manchmal nicht berauschend, und das ist in Ordnung so.*

Vor allem aber sollte Sex so sein, wie Sie ihn sich wünschen. Teilen Sie daher Ihrem Partner mit, was Sie gerade mögen, denn auch Ihre Präferenzen und sexuellen Wünsche können sich verändern, in Abhängigkeit Ihrer Stimmung, Ihrer Laune, Ihrer Bedürfnisse und Ihrer Hormone. Und diese Unberechenbarkeit von Sex macht ihn auch immer wieder spannend – trotz Planung!

Freunden Sie sich mit dem Gedanken an, dass Lust das Sahnehäubchen auf Ihrer Sexualität ist und keine Grundzutat. Haben Sie keine allzu hohen Erwartungen. Geniessen Sie den Augenblick, die Zärtlichkeit, das Zusammensein mit dem Partner, die Lust und Sinnlichkeit der Begegnung. Der Orgasmus ist nur ein Teil des Ganzen – fixieren Sie sich nicht darauf und suchen Sie nicht jedes Mal den ultimativen Höhepunkt.

Die Frage nach der Häufigkeit

Vergessen Sie alle Statistiken, die Sie je über die Häufigkeit von Sex gehört haben! Entscheidend sind ganz allein die Bedürfnisse von Ihnen und Ihrem Partner. Im Grunde genommen geht es nur um zwei Fragen:

- Wie oft möchten Sie Sex?
- Wie oft möchte Ihr Partner Sex?

Sind die Antworten deckungsgleich und beide Partner haben eine ähnliche Vorstellung von der Häufigkeit, umso besser. Andernfalls gilt es, sich

BESTIMMEN SIE EIN LIEBESSIGNAL

Sie haben Lust auf Sex, wissen aber nicht so recht, ob das auch auf Ihren Partner zutrifft und ob der Moment passt? Man braucht sich nicht immer in Worten mitzuteilen. Entwickeln Sie Ihr eigenes Kommunikationssystem der Lust: Definieren Sie einen Gegenstand, den Sie an einer bestimmten, gut sichtbaren Stelle in der Wohnung platzieren, wenn Sie mit Ihrem Partner schlafen möchten. Das kann beispielsweise eine Kerze sein, die Sie anzünden, oder eine getrocknete Rose, die Sie an einem vereinbarten Ort hinlegen.

Seien Sie kreativ, wenn Sie Ihr Liebessignal aussuchen. Wenn Sie möchten, können Sie diese Art der lustvollen Kommunikation auch zu einem Spiel werden lassen, indem Sie mit verschiedenen Objekten oder Stellen arbeiten, die alle ihre eigene, geheime Bedeutung haben. ■

auszutauschen und seine Bedürfnisse kundzutun. Häufig müssen dann Kompromisse gefunden werden. Im Übrigen können phasenweise die Bedürfnisse bei beiden Partnern auch variieren.

Kann ich mit der Diskrepanz leben?

Vielleicht klaffen Wunsch und Tatsache auseinander und Sie haben etwas seltener Sex, als Sie es sich wünschen. Vielleicht fallen Ihnen aber auch gute Gründe ein, weshalb das im Moment so ist.

TIPP *Halten Sie sich nicht darüber auf, dass Sie weniger Sex haben, als Sie gerne hätten, wenn Sie damit leben können. Definieren Sie mit Ihrem Partner gegebenenfalls, was das Minimum ist, das Sie sich wünschen.*

Seien Sie tolerant, wenn vorübergehend weniger Sex stattfindet, als Sie gerne hätten. Schwangerschaften und Geburten, Krankheiten, stressreiche Zeiten, Sorgen und Leid, aber auch Unpässlichkeiten können die Häufigkeit beeinflussen. Seien Sie verständnisvoll, wenn der Partner aus diesen Gründen keine Lust hat oder vorübergehend Schonraum braucht. Achten Sie jedoch darauf, dass die Abstinenz nicht länger als nötig dauert. Und prüfen Sie, ob diese Zeiten nicht mit anderen Formen der Sexualität überbrückt werden können: So können Sie sich auch einfach zärtlich an den

Partner schmiegen, ihn streicheln, ihn zum Höhepunkt bringen, wenn Sie selber dazu keine Lust haben. Auch Selbstbefriedigung kann eine Möglichkeit sein.

ANDREAS UND KATHRIN hatten vor der Schwangerschaft häufig Sex und genossen die Körperlichkeit zusammen. Nach der Geburt fühlt sich Kathrin von Andreas wenig angezogen und weicht seinen Avancen aus. Sie ist häufig zu müde für Sex, fühlt sich unattraktiv, kennt ihren Körper nicht mehr, ist ständig mit dem Säugling beschäftigt. Natürlich möchte sie Andreas nicht verletzen, doch müsste sie sich zwingen, ihm die Geliebte zu sein, die sie vor der Geburt war. Andreas ist zuerst frustriert und verunsichert, er fühlt sich zurückgestossen. Doch bald realisiert er, wie sehr sich Kathrins Leben verändert hat. Er sieht, wie sie sich täglich abmüht und wie sie von all den Anforderungen zerrissen wird. Er hilft ihr, unterstützt sie und stellt seine Wünsche zurück.

Kathrin schätzt es sehr, dass sie von Andreas nicht unter Druck gesetzt wird. Bald erwacht auch bei ihr die sexuelle Lust wieder. Die beiden nähern sich körperlich wieder an und können an die schöne Sexualität von früher anknüpfen.

Kann ich die Tatsache ändern?

Gibt es keine triftigen Gründe für weniger Sex, sollten Sie das Thema ansprechen. Forschen Sie gemeinsam mit Ihrem Partner nach den Ursachen, weshalb Sie weniger Sex haben als gewünscht.

- War das schon immer so?
- Ist etwas Bestimmtes vorgefallen?
- Gibt es vielleicht Enttäuschungen in der Beziehung, die nicht verdaut sind?
- Müssen Sie die Prioritäten in Ihrem Leben überdenken?
- Gefällt Ihnen überhaupt, was bei Ihnen zwischen den Laken passiert?

Klären Sie diese Fragen zusammen mit Ihrem Partner. Vielleicht finden Sie einen konkreten Punkt, an dem Sie arbeiten können. Vielleicht haben Sie den Partner mit Taten oder Worten verletzt, ihn zu wenig beachtet oder ihm zu wenig Anerkennung, Zuneigung oder Liebe geschenkt? Vielleicht haben Sie ihn eifersüchtig gemacht, ihn versetzt oder verstimmt? Häufig hat die Unlust nicht so sehr mit der Sexualität im engeren Sinne zu tun als vielmehr mit der Partnerschaft allgemein. Seien Sie achtsam, sprechen Sie Spannungen an und bemühen Sie sich um Lösungen (siehe Seite 49).

Genuss in späteren Jahren

Ältere Paare und Sex – dieses Thema hat zwei Seiten. Einerseits hat es durchaus Vorteile, ein paar Jährchen mehr auf dem Buckel zu haben. Denn viel Stress der Jugendjahre fällt weg: Als ältere Frau und älterer Mann muss man den Partner weniger beeindrucken, das leidige Thema der Verhütung ist vom Tisch, man steht nicht mehr unter dem Druck, Kinder zu bekommen, hat im Laufe des Lebens Selbstbewusstsein gewonnen und befindet sich ganz allgemein an einem anderen Punkt in der Entwicklung. Diese Umstände erlauben Paaren mittleren und höheren Alters häufig einen ungezwungeneren Genuss der Sexualität. Und für Männer ist Sex mit einer älteren Frau oft entspannter und weniger leistungsorientiert. Die Sexualität wird mit den Jahren vollständiger und ganzheitlicher.

Auf der andern Seite nimmt die Lust bei älteren Frauen vielfach ab, was bei älter werdenden Männern nicht der Fall zu sein braucht. Die moderne Gesellschaft mit ihrer Glorifizierung von Jugend und Schönheit und Vergleiche mit jungen Frauen, die ihre Reize freizügig und provokativ zur Schau stellen, machen aus dem Älterwerden kein Zuckerschlecken. Frauen können die Lust an der Sexualität verlieren, weil sie sich altersbedingt weniger begehrenswert fühlen. Männer hingegen gewinnen im Alter vielfach an Status und Ansehen und halten sich häufig auch in späteren Jahren für sexuell attraktiv.

Ihr Beitrag zu einer erfüllenden Sexualität

Bei der Lektüre dieses Kapitels haben Sie vielleicht die eine oder andere Anregung bekommen, wie Sie ein gutes Sexualleben pflegen können. Hier zusammengefasst nochmals die wichtigsten Tipps:

- Schaffen Sie eine gute Grundlage, indem Sie der Partnerschaft Sorge tragen und sich um einen liebevollen Umgang miteinander bemühen.
- Schaffen Sie Zeit für die Beziehung, Raum und Verfügbarkeit.

- Schaffen Sie Gelegenheiten für regelmässige sexuelle Begegnungen.
- Machen Sie sich attraktiv und versuchen Sie, dem Partner zu gefallen.
- Gehen Sie auf Bedürfnisse des Partners ein, soweit es für Sie stimmt. Äussern auch Sie Ihre Bedürfnisse.
- Seien Sie zu Kompromissen bereit und respektieren Sie die Wünsche und Grenzen des anderen.
- Geniessen Sie Ihre Sexualität und sehen Sie sie als Quelle der Freude, Lust und Erfüllung.

8

In guten wie in schlechten Tagen: Verbindlichkeit

Verbindlichkeit ist der Kitt in den Fugen jeder Beziehung. In diesem Kapitel erfahren Sie, warum es sich lohnt, mit dem Partner Widerstände zu überwinden. Und wie Sie mit Schwierigkeiten und Frustrationen in Ihrer Beziehung umgehen können, wenn Sie am liebsten alles hinschmeissen würden.

Commitment – was ist das?

Der Wille, sich für die Partnerschaft einzusetzen, ist einer der wichtigsten Grundpfeiler in einer glücklichen Partnerschaft. Dazu gehört, dass man nicht gleich beim Auftauchen der ersten Probleme aufgibt, sondern sich beharrlich für den Erhalt der Beziehung einsetzt. Hier erfahren Sie, warum Verbindlichkeit entscheidend ist.

Wenn Psychologen davon reden, was ein Paar in guten und vor allem eben in schlechten Zeiten zusammenhält und welches Engagement beide Partner für die Beziehung einzugehen bereit sind, dann sprechen sie von «Commitment». In diesen Fachbegriff verpacken sie einen Gedanken, der im Deutschen einfach nicht so richtig rüberkommen will. Übersetzungsversuche wie Festlegung, Verpflichtung, Verbindlichkeit oder Haftung tönen nüchtern und unromantisch – und keiner dieser Begriffe schafft es, das zu beschreiben, was mit Commitment wirklich gemeint ist: nämlich eine wohlgesinnte und ernst gemeinte, eine liebevolle und manchmal auch standhafte Überzeugung, dass es richtig ist, beim Partner zu bleiben, auch wenn das Wetter in der Beziehung mal stürmisch ist.

INFO *Commitment bedeutet, sich bewusst für jemanden zu entscheiden und sich für diesen Menschen und die Beziehung mit ihm zu engagieren. Nicht nur am Anfang, wenn das Zusammenleben prickelnd und verheissungsvoll ist, sondern an jedem Tag und in jeder Situation – und vor allem auch dann, wenn es schwierig wird.*

Commitment ist nichts weniger als eine fundamentale Bedingung für eine längerfristig stabile und glückliche Partnerschaft. Commitment wird heute von den meisten Paaren ebenso stark ersehnt und erhofft wie vor Hunderten von Jahren. Denn ohne emotionale Festlegung und ohne die Bereitschaft zu Nachhaltigkeit und Dauer hat eine Partnerschaft langfristig keine Grundlage. Wie stark sich beide Partner engagieren und ob sich die Engagements der beiden auch die Waage halten, das hat eine direkte Auswirkung darauf, wie viel Nähe, Intimität und Liebe in einer Beziehung entstehen.

Alter Wert mit Aktualitätsbezug

Der Begriff «Verbindlichkeit», der dem Fachterminus «Commitment» vermutlich am nächsten kommt, klingt ernst und wenig romantisch. So ist es kein Wunder, dass viele Paare ihn heute als veraltet empfinden. Und das hat die Idee, gemeinsam mit dem Partner durch dick und dünn zu gehen, wirklich nicht verdient. Schliesslich ist sie tief in unserer Gesellschaft und unseren Wertvorstellungen verwurzelt. Zudem entspricht sie in den meisten Fällen auch einem Urbedürfnis – nämlich dem Bedürfnis nach Verlässlichkeit des anderen, nach Sicherheit und Geborgenheit. Diesem Grundbedürfnis wird auch im klassischen Eheversprechen Ausdruck verliehen: « … lieben und treu sein, in guten wie in schlechten Zeiten, … bis dass der Tod euch scheidet.» Commitment ist somit nicht nur ein fades Lippenbekenntnis, sondern entspricht dem urmenschlichen Bedürfnis nach einem sicheren Hafen, in dem man Schutz vor den Widernissen dieser Welt erfährt.

Leidenschaft und die drei Dimensionen der Liebe

Commitment bildet gemäss dem amerikanischen Psychologen Sternberg eine von drei Dimensionen der Liebe – neben Leidenschaft und Intimität vielleicht die am wenigsten spektakuläre. Die drei Dimensionen sind:

- Leidenschaft, im Sinne von Erotik und körperlicher Liebe
- Intimität, im Sinne von Verbundenheit und Vertrautheit, Nähe und Zusammengehörigkeit
- Commitment, im Sinne des Engagements und der Verbindlichkeit gegenüber dem Partner und des Bemühens, diese andauernde Verbundenheit mit ihm zu ermöglichen und zu erhalten

Diese drei Bereiche der Liebe sind nicht in allen Liebesbeziehungen gleich stark ausgeprägt. Je nachdem, welchen Stellenwert jede der drei Dimensionen einnimmt, kann dies eine Partnerschaft wesentlich beeinflussen.

ÜBUNG: DIE DREI DIMENSIONEN DER LIEBE

Überlegen Sie sich, wie wichtig Ihnen die drei Dimensionen der Liebe sind. Entscheiden Sie, wie viele Punkte auf einer Skala von 1 bis 10 Sie jedem Aspekt für seine Wichtigkeit in Ihrer Beziehung geben würden (10 Punkte = maximale Wichtigkeit).

Aspekt	Meine Punkte	Die Punkte meines Partners
Leidenschaft		
Intimität		
Commitment		

Betrachten Sie dann Ihre Bewertung:

- Gibt es Unterschiede in der Wichtigkeit – in Ihrer Einschätzung, zwischen Ihnen und Ihrem Partner?
- Weshalb ist Ihnen ein Aspekt wichtiger als ein anderer? Diskutieren Sie Übereinstimmungen und Unterschiede mit Ihrem Partner.

Romantik und die fünf Liebesstile

Im Wesentlichen werden aufgrund von Studien fünf verschiedene Liebesstile unterschieden. Diese ergeben sich je nach Gewichtung der drei Dimensionen der Liebe (siehe Kasten nebenan).

Wie diese Typologie von Liebesstilen aufzeigt, kann Liebe sehr unterschiedlich verstanden werden. Gleichzeitig wird deutlich, dass ohne Commitment keine längerfristige Liebe möglich ist. Denn eine enge Verbundenheit, eine hohe emotionale Intimität zwischen den Partnern kann sich erst im Laufe der Zeit ausbilden. Auch Personen, welche sich vielleicht am Satz des Eheversprechens «... bis dass der Tod euch scheidet» stören, machen es sich daher mit Vorteil zur Aufgabe, sich für die Beziehung ehrlich und motiviert zu engagieren und zu verpflichten. Denn nur dann können jene Früchte einer Partnerschaft geerntet werden, welche nur langsam reifen: Nähe, Geborgenheit und vertrauensvolle Begegnung.

DIE FÜNF LIEBESSTILE

Die freundschaftliche Liebe

Diese Liebe setzt auf kameradschaftliche Werte, sie ist bestimmt durch Intimität und Commitment. Das Paar fühlt sich verbunden, man ist sich nahe, nimmt die Partnerschaft ernst und ist für den anderen da. Leidenschaftliche Aspekte sind bei diesem Typus weniger zentral; manchmal werden sie auch als fehlend empfunden.

Die pragmatische Liebe

In dieser Liebe dominieren rationale Beweggründe. Vielleicht ist das Paar aus sozialen oder ökonomischen Gründen zusammen, oder die Partner stillen über die Beziehung ihr Bedürfnis nach sozialer Sicherheit, zum Beispiel weil sie nicht allein sein können oder wollen. Die Partner zeigen Commitment, aber kaum Intimität und Leidenschaft. Sie nehmen die Beziehung ernst, doch sind keine grossen Liebesgefühle im Spiel.

Die erotische Liebe

Diese Beziehung lebt vor allem von Leidenschaft, körperlicher Attraktivität und Sexualität. Oft handelt es sich um Liebe auf den ersten Blick. Intimität (im Sinne von Vertrautheit) steht weniger im Vordergrund, und auch Commitment, vor allem der Aspekt einer langfristigen Zusammengehörigkeit, ist weniger zentral. Wenn es dem Paar nicht gelingt, neben guter Sexualität Intimität und Commitment aufzubauen, ist dieser Typ Liebe häufig von kürzerer Dauer.

Die besitzergreifende Liebe

Bei diesem Typus dominieren Leidenschaft und Commitment. Die erotische Komponente ist sehr wichtig und wird durch das starke Bedürfnis ergänzt, dass der Partner einem «gehöre». Es wird eine sehr grosse Nähe gesucht. Die Partnerschaft ist leidenschaftlich, durch die starken Besitzansprüche aber oft auch problematisch.

Die romantische Liebe

Bei der romantischen Liebe sind Intimität, Leidenschaft und Commitment in etwa zu gleichen Teilen vertreten. In der heutigen Gesellschaft gilt sie als Prototyp der Liebesheirat, in der man den Partner physisch begehrt, ihm emotional nah sein möchte und Verbindlichkeit (Treue) in der Beziehung erwartet. Hinter diesem Liebestyp stecken aber auch viele romantisierte Ideale und überzogene Vorstellungen (mehr dazu ab Seite 146). ■

TIPP *Kehren Sie zurück zur letzten Übung (Seite 197) und überprüfen Sie, wie viele Punkte Sie den drei Aspekten gegeben haben. Erkennen Sie sich in einem der Liebestypen wieder? Stimmt dieser Typ für Sie? Versuchen Sie, der Einteilung wertneutral zu begegnen – jeder Typus hat seine Stärken und Schwächen. Überlegen Sie, was Ihnen wichtig ist und was Sie in Ihrer Beziehung gegebenenfalls ändern möchten. Teilen Sie dies Ihrem Partner mit, damit Sie gemeinsam nach Lösungen suchen können.*

Die drei Säulen der Verbindlichkeit

Häufig wird Commitment als rein vernunftbegründete Einstellung verstanden, bei der man sich innerlich der Partnerschaft verpflichtet und ihr Sorge tragen möchte. Doch Commitment hat neben der rationalen noch zwei weitere Komponenten: eine affektive (gefühlsmässige) und eine triebhafte.

Die rationale Komponente

Damit ist die bewusste Entscheidung gemeint, dass man längerfristig mit einem Partner zusammen sein möchte, und zwar auch dann, wenn in und um die Beziehung Schwierigkeiten auftauchen und nicht mehr alles so einfach läuft.

Dieser Entscheid beinhaltet auch die Grundsatzfrage, ob es überhaupt zu den persönlichen Zielen und Wünschen gehört, in einer langfristigen, stabilen Beziehung zu leben. Ist dies nicht der Fall, wird entsprechend auch das Commmitment schwächer sein, und man ist mitunter nicht bereit, der Beziehung eine hohe Priorität einzuräumen. Das ist kein Problem, sofern der Partner eine ähnliche Definition vornimmt.

Die affektive Komponente

Die gefühlsmässige Komponente des Commitments bezieht sich auf die Gefühle und deren Tiefe. Eine emotionale Bindung zu haben, heisst, sich dem Partner gegenüber emotional intim zu öffnen, weil nur so echte Nähe entstehen kann. Diese Gefühlskomponente kann zu einer wichtigen Kraftquelle in der Beziehung werden. Sie bedingt den Wunsch nach einem starken Wir-Gefühl (siehe Seite 25) und die Bereitschaft, sich dem Partner gegenüber mit allen Stärken und Schwächen mitzuteilen und ihm exklusiv Zugang zur eigenen Gefühls- und Gedankenwelt mit Emotionen, Zielen, Wertsystemen, Bedürfnissen und Wünschen zu geben (mehr dazu auf Seite 104).

Die Triebkomponente

Die dritte Komponente bringt die sexuelle Exklusivität ins Spiel. Damit ist gemeint, dass man sexuelle Erfahrungen (Triebbefriedigung) nur mit dem Partner teilt. Sehr viele Menschen betrachten die sexuelle Exklusivität als Voraussetzung für eine stabile, glückliche Paarbeziehung. Selbst in neueren Studien (z. B. Bodenmann, 2005) geben über 90 Prozent der Befragten an, dass sexuelle Treue für sie zentral sei für das Gelingen einer Partnerschaft.

Obwohl für viele Menschen äusserst wichtig, ist sexuelle Treue keineswegs der einzige Weg zum Glück. Entscheidend ist, welche Spielregeln die Partner «aushandeln». Sexuelle Exklusivität allein ist auch kein Garant für eine stabile, glückliche Partnerschaft. So können sich beide Partner zwar durchaus ein Leben lang treu sein, sich jedoch sonst kaum emotional begegnen oder sich in anderer Hinsicht (z. B. Kommunikation, Problemlösung, Stressbewältigung) das Leben schwer machen.

OFFENE BEZIEHUNG

Wie weit ein Paar seine Beziehung für erotische Begegnungen nach aussen öffnet, ist eine höchstpersönliche Angelegenheit. Tatsache ist aber, dass sich nur wenige Paare für diese offene Beziehungsform entscheiden – statistischen Angaben zufolge rund 10 Prozent. Eine «offene Beziehung» bringt nicht pauschal mehr Vorteile oder Schwierigkeiten mit sich, ist aber auch kein komplikationsfreier Garant für eine unendlich sprühende Sexualität (mehr dazu im Kapitel «Der Sexualität Raum geben», Seite 175).

Entschliesst sich ein Paar, die Beziehung offen zu gestalten, so ist es wichtig, dass dies dem ehrlichen Wunsch beider Partner entspricht. Es ist ungünstig, wenn der eine einfach nachgibt – etwa aus Angst, den andern zu verlieren, oder weil er das Gefühl hat, modern und aufgeschlossen sein zu müssen. Wenn dagegen beide in der Lage sind, sich von den gängigen moralischen Grundsätzen unserer Gesellschaft zu distanzieren und sich rational und gefühlsmässig auf diese Beziehungsform einzulassen, kann eine offene Beziehung durchaus funktionieren.

TIPP *Bringen Sie das Thema sexuelle Exklusivität offen und früh zur Sprache, denn in diesen Bereich gehört weit mehr als nur der Geschlechtsverkehr. Während für das eine Paar ein folgenloser Flirt in einer Bar okay ist, bedeutet die gleiche Szene für ein anderes Paar einen massiven Vertrauensbruch. Sprechen Sie deshalb Grenzen und Übergänge der sexuellen Exklusivität gemeinsam ab.*

Warum die Aktie «Commitment» im Sinkflug ist

Die Bereitschaft zur gegenseitigen Verpflichtung in der Partnerschaft ist in der westlichen Gesellschaft zunehmend schwächer ausgeprägt. Es kommt heute schneller zur Trennung oder Scheidung, und die Zahl der Paare, die während Jahrzehnten zusammenbleiben, sinkt weiter. Neuerdings findet sich auch eine stärkere Scheidungsbereitschaft bei älteren Paaren, wobei Paare zwischen 40 und 50 Jahren zu einer wichtigen Risikogruppe gehören. Gründe für die Abnahme des Commitments lassen sich bezüglich aller drei Komponenten finden, also sowohl bei der rationalen und der affektiven wie auch bei der Triebkomponente.

Trennungen werden immer salonfähiger

Die vernunftgeleitete Komponente des Commitments war lange Zeit die stärkste. Wie eine Versicherung stand die Raison über allfälligen Zweifeln, auch über solchen, die aus den anderen zwei Komponenten hervortraten. Ganz in diesem Sinne: Gefühle und Triebe können eine Entscheidung zwar vorübergehend trüben, aber als letzte Instanz ist immer noch die rationale Überzeugung da. Doch diese Selbstverständlichkeit, dass eine Beziehung beziehungsweise Ehe auf Lebzeiten geschlossen wird, schwindet. Das Konzept des «Lebenspartners» wird immer mehr von dem des «Lebensabschnittspartners» abgelöst.

Eine Trennung oder Scheidung ist im Wertekatalog der modernen Gesellschaft kein Problem mehr. Fast jeder kennt heute im persönlichen Umfeld Menschen, die nach einer Trennung ein weiteres Glück gefunden haben. Der Einfluss der Kirche schwindet und mit ihm auch ein Rückhalt für das Commitment. Dagegen haben die Konzepte der Selbstverwirklichung und Emanzipation seit den 1968er-Jahren an Einfluss gewonnen – deren Erfüllung suchen viele Menschen vor allem in der Partnerschaft.

Nur gerade 10 Prozent der Paare gehen vor einer Scheidung in eine Paartherapie oder Beratung. Und das, obwohl solche Angebote besser zugänglich sind denn je. Das kann sehr wohl als Signal dafür gedeutet werden, dass heute weniger intensiv geprüft wird, was man mit einer Beziehung alles aufgibt, und dass man schneller bereit ist, eine Partnerschaft zu beenden, wenn sich die Ansprüche an sie nicht erfüllen.

Ein besonderes Zeitphänomen sind Trennungen oder Scheidungen von Partnerschaften, in denen die Partner an und für sich zufrieden sind und keine nennenswerten Probleme bestehen (Schätzungen gehen von 26 Prozent der Fälle aus). Der Grund dafür liegt häufig im Wunsch nach etwas noch Besserem oder im unstillbaren Bedürfnis nach ständiger Stimulation und lebenslangem Kick.

BEAT UND SIMONE sind seit 26 Jahren zusammen und seit 23 Jahren verheiratet. Für beide war es damals die erste richtige Beziehung. Sie haben es auch heute noch gut miteinander, doch verbringen sie die Freizeit kaum mehr zusammen. Beide sind berufstätig und erfolgreich, sie im Kulturbereich, er im Management einer Versicherung. Die Zeit für die Pflege der Partnerschaft ist rar. Beats Sitzungen dauern häufig bis weit in den Abend hinein, zudem ist er im Gemeinderat tätig. Simone ihrerseits besucht abends regelmässig Vernissagen und Kulturanlässe. Beat begleitet sie ungern zu diesen Events; er brauche seine Ruhe und habe tagsüber bereits genug Leute gesehen. Beide nehmen Arbeit mit nach Hause, ziehen sich nach Feierabend in ihre Zimmer zurück und arbeiten bis spät in die Nacht. Obgleich kaum Konflikte auftauchen und Beat und Simone wenig miteinander streiten, finden beide, dass in dieser Beziehung die Luft raus ist. Da lernt Simone an einer Vernissage einen zuvorkommenden, attraktiven Mann kennen. Sie verliebt sich in ihn, und obwohl ihre Beziehung zu Beat eigentlich ganz zufriedenstellend ist, entschliesst sie sich zur Scheidung.

INFO *Commitment heisst nicht, eine Beziehung um jeden Preis zu verlängern und aufrechtzuerhalten. Commitment heisst, nicht bei den ersten Widrigkeiten aufzugeben, und Commitment heisst vor allem, von Anfang an mit Engagement und Verbindlichkeit für die Beziehung einzustehen und damit gute Voraussetzungen für eine gesunde Entwicklung und Tiefe zu schaffen.*

Gemeinsam einsam

Nicht nur die rationale Komponente des Commitments begünstigt die Entwicklung einer engen, tragfähigen Partnerschaft. Auch die affektive, also gefühlsmässige Komponente spielt eine wichtige Rolle. Doch viele Paare investieren heute weder die Zeit noch die Energie, die es braucht, um echte Intimität aufzubauen (mehr dazu im Kapitel «Investieren in das Projekt ‹Wir›», Seite 25). Wer eine Beziehung zwischen Tür und Angel führt, ist bald gemeinsam einsam, man entfremdet sich, wird unzufrieden, hadert, sieht sich nach anderen Möglichkeiten um – die Auflösung der Partnerschaft erscheint oberflächlich als logischer Schritt. Das muss nicht sein, wie das nachfolgende Beispiel zeigt.

TOM UND SOFIA haben sich für ein Leben zu zweit entschieden und geheiratet. Beide sind beruflich erfolgreich und stark engagiert. Zu Beginn ihrer Ehe läuft alles weiter wie bisher. Sofia und Tom arbeiten in der Stadt und sind den ganzen Tag ausser Haus. Abends haben sie entweder berufliche Verpflichtungen oder sie gehen zum Sporttraining oder mit Freunden in den Ausgang. Sofia realisiert schon bald, dass die Beziehung trotz ihrer grossen Liebe zu Tom zu kurz kommt, und sucht das Gespräch. Tom versteht anfangs nicht, was Sofia meint, wenn sie davon spricht, dass es schön wäre, mehr Zeit füreinander zu haben. Immerhin sind sie häufig am Wochenende zusammen, und abends kriecht er meist spät noch in ihr Bett und kurz danach haben sie schönen Sex. «Ja, das stimmt schon», meint Sofia, «wir haben es gut miteinander und lieben uns, doch Zeit füreinander nehmen wir uns kaum. Alles andere ist uns wichtiger.» Tom begreift allmählich, worauf Sofia hinauswill, und beide bemühen sich nun darum, Raum für die Beziehung zu schaffen. Sie legen in ihrem vollen Terminkalender verbindliche Zeiten fest, um Gelegenheit für Gespräche und tiefere Begegnungen zu haben. Jetzt erst gesellt sich Commitment zu Leidenschaft und Intimität.

Untreue passiert nicht nur den andern

Die Triebkomponente des Commitments ist häufig gekoppelt an die rationale und an die affektive Komponente, doch muss dies nicht zwingend der Fall sein. Ein Paar kann sich sehr nahe sein (hohe Intimität) und auch guten Sex miteinander haben (Leidenschaft) – und dennoch gelingt es einem oder beiden Partnern nicht, sich ausschliesslich auf den anderen einzulassen und treu zu sein.

Heute sind schätzungsweise 50 Prozent aller Partnerschaften mindestens einmal mit dem Thema Untreue konfrontiert, wobei Männer und Frauen in ähnlichem Ausmass «aktiv» sind. Die Gründe dafür sind vielfältig: Unzufriedenheit in der Partnerschaft oder mit der partnerschaftlichen Sexualität zählt dazu, aber auch persönliche Krisen (Midlife-Crisis), das Bedürfnis nach Abwechslung und Aufregung, die Suche nach Selbstbestätigung und Steigerung des Selbstbewusstseins, Rache für mangelnde Aufmerksamkeit oder für einen Seitensprung des Partners – oder schlichte Verliebtheit. Viele Studien zeigen denn auch, dass Treue kein linear an die Beziehungszufriedenheit geknüpftes Verhalten ist, sodass die Vorstellung, nur Männer und Frauen in unbefriedigenden oder sexuell zu wenig erfüllenden Beziehungen seien untreu, revidiert werden muss.

Auch hier gilt: Untreue entsteht im Kopf und ist eine Frage des Commitments. Man entscheidet sich willentlich (ausser der Seitensprung findet im Rausch statt) dafür, die Exklusivität der Sexualität mit dem Partner zu brechen und andere Erfahrungen zu machen. Entsprechend spielt auch hier das Commitment eine wichtigere Rolle als die Qualität der Beziehung an und für sich.

Lust auf Neues? Warum es sich lohnt, zu bleiben

Wie ein Bienchen von Blume zu Blume fliegen – oder doch das ganze Leben mit dem gleichen Partner teilen? Die Wissenschaft liefert einige Belege dafür, dass es sich lohnt, zu bleiben, auch wenn draussen fremder Nektar lockt.

«War das schon alles?» – Diese Frage stellen sich längst nicht nur Paare, denen man vielleicht jugendliche Abenteuerlust nachsagen könnte. Im Gegenteil, gerade Paare um die 50 sind mit der Entscheidung für oder wider die Fortsetzung der Partnerschaft oft besonders intensiv konfrontiert: Die Kinder sind aus dem Haus, man kann auf einige Höhepunkte und gemeisterte Krisen zurückblicken. Im Beruf hat man sich etabliert, es locken interessante Projekte und man möchte nochmals etwas ganz Neues erleben. Da will die langjährige Beziehung plötzlich nicht mehr so recht in die Aufbruchstimmung passen.

Die grossen Rivalen: Vertrautheit und Abnutzung

In langjährigen Beziehungen sind zwei Kräfte am Zug: auf der einen Seite die wachsende Vertrautheit, die sich als wohligwarmes Gefühl von Sicherheit um ein Paar legt, auf der anderen Seite das, was die Psychologie nüchtern als «Verstärkererosion» bezeichnet und was vom Laien bildlich wohl einfach als «Abnutzung» beschrieben wird. Man gewöhnt sich aneinander, die Beziehung wird fade und monoton. Selbst die Schönheit des Partners, sein Sex-Appeal, seine brillante Intelligenz oder Kreativität, seine Finanzkraft oder seine Liebenswürdigkeit büssen im Verlauf der Zeit ihre Wirkung ein. Das Besondere wird selbstverständlich und verliert damit an Wert.

INFO *Der Fachbegriff «Verstärkererosion» beschreibt die Tatsache, dass Dinge, die während längerer Zeit praktisch uneingeschränkt zur Verfügung stehen, automatisch ihren Reiz verlieren.*

Es ist ein bisschen wie mit dem Lieblingsessen: Wenn Sie es bei jeder Mahlzeit serviert bekommen, kann es noch so lecker sein – früher oder später wird es Ihnen verleiden. Irgendwann verliert alles seinen Reiz, wenn jegliche Variation fehlt. Das gilt auch für Beziehungen.

So werden Vertrautheit und Abnutzung zu Gegenspielern, weil beides mit zunehmender Beziehungsdauer stärker wird. Bei der Vertrautheit zum Vorteil, bei der Abnutzung zum Leidwesen der Partnerschaft.

HINWEIS *Wer sich echte Nähe wünscht, wird diese nur in einer lange dauernden Partnerschaft finden, denn es braucht viel Zeit, damit grösste Intimität entstehen kann. Es gilt daher, längerdauernde Beziehungen besonders gegen Gewöhnung und Monotonie zu schützen.*

Wer nun glaubt, er könne die Ankunft ultimativer Vertrautheit einfach Däumchen drehend abwarten, liegt falsch. Denn eine lange Beziehungsdauer allein ist kein Garant für Nähe. Beziehungen wachsen vielmehr durch Investitionen, von denen gemeinsam verbrachte Zeit die kostbarste ist (mehr dazu auf Seite 30).

Risikounternehmen Langzeitbeziehung

Langeweile und fehlender Nervenkitzel sind oft genannte Klagen, wenn es um Langzeitbeziehungen geht. Zudem handelt es sich bei einer langen Partnerschaft streng genommen um nichts anderes als um ein Risikogeschäft: Jeder Partner kann schliesslich nur für sich allein entscheiden, ob er durch Commitment in die Beziehung investieren will. Ob der Partner mitzieht oder nicht – darüber hat man keine Macht.

So wird das Commitment zur Aktie. Man investiert, hofft auf Gewinn – in Form von Intimität und Nähe, Vertrautheit und enger emotionaler Verbundenheit, wie man sie mit keinem anderen Menschen hat. Zugleich hat man diesen Zuwachs an Vertrautheit und Nähe nie auf sicher: Immerhin könnte der Partner von einem Tag auf den anderen aus dem Geschäft aussteigen. Damit ist klar: In einer Langzeitbeziehung muss man das Risiko eingehen, einfach von sich aus zu investieren, ohne dass man darauf zählen kann, dass sich die Investition auch auszahlen wird.

Das Geschäft ist zwar volatil wie eine Aktienanlage, aber nicht ganz so unberechenbar. Denn man spürt bei ausreichender Aufmerksamkeit und

Offenheit, ob der Partner mitzieht, ob man einen wichtigen Stellenwert in seinem Leben einnimmt, ob er der Beziehung Sorge trägt. Wenn man realisiert, dass dem nicht so ist, sollte man dies möglichst früh ansprechen und auf eine Veränderung pochen. Oder aber man erkennt, dass die Beziehung zu wenig verbindlich ist, und entscheidet sich, sie aufzulösen.

HINWEIS *Auch nach jahrzehntelanger Beziehung haben Sie Ihren Partner nie auf sicher. Sie müssen und dürfen stets um ihn werben. Und vor allem können Sie ihn mit jedem Tag noch besser kennenlernen.*

Vorhersehbarkeit hat auch ihr Gutes

Die Umschreibung «vorhersehbar» dürfte im Wettbewerb der begehrtesten Attribute für Partner wohl keinen Preis erhalten. Schliesslich ist Vorhersehbarkeit so etwas wie die Vorstufe von Langweiligkeit. Und somit, da dürften sich die meisten Leute einig sein, bestimmt nicht etwas, das man sich für seine Beziehung in besonderem Masse wünschen würde.

Wenn man die Sache weniger oberflächlich betrachtet, versteckt sich allerdings hinter dem schlechten Image der Vorhersehbarkeit eines der wichtigsten sozialen Bedürfnisse des Menschen: nämlich jenes nach Struktur und nach Sicherheit in einer zuverlässigen, beständigen Beziehung.

INFO *Der Wunsch nach Konstanz und Sicherheit kommt in der Hierarchie der menschlichen Bedürfnisse schon sehr bald, nachdem noch grundlegendere Bedürfnisse wie etwa das nach Nahrung befriedigt sind.*

Jeder Partnerwechsel bedeutet einen Kontrollverlust und viel Unvorhersehbares. Das kann aufregend sein, wenn man es bewusst sucht, aber belastend, wenn es im falschen Moment passiert, wenn es mit anderen unerwarteten Dingen zusammenfällt oder, ganz einfach, wenn man es nicht gewünscht hat. Konstanz und Rückhalt sind Dinge, die gern unterschätzt werden, solange man sie hat. Es ist hier nicht die Meinung, dass man um jeden Preis oder aus einem reinen Sicherheitsbedürfnis heraus in einer Beziehung bleiben soll. Doch häufig schätzt man den

Wert einer stabilen langjährigen Beziehung erst realistisch ein, nachdem man sie verloren hat. Nur in einer langjährigen Beziehung lassen sich tiefe Intimität und Nähe finden. So hat eine Langzeitbeziehung zwar weniger Prickelndes zu bieten, dafür schafft sie – wenn die Partnerschaftsqualität stimmt – die Rahmenbedingungen für eine stabile und gesunde persönliche Entwicklung jedes einzelnen Partners. Dass es sich lohnen kann, in einer Beziehung zu bleiben, zeigt das folgende Fallbeispiel:

MIRJAM UND GERHARD sind seit fünfundzwanzig Jahren verheiratet. Natürlich gab es in dieser Zeit neben schönen auch schwierigere Zeiten, berufliche Rückschläge, Krankheiten und andere belastende Ereignisse. Doch insgesamt blicken beide auf eine gute Zeit miteinander zurück und sind dankbar für den gemeinsamen Weg. Auch wenn die frühere Leidenschaft nicht mehr so stark ist, schaffen sie es immer wieder, sich gegenseitig zu stimulieren und einander mit Überraschungen das Leben spannend zu machen. So hat Gerhard Mirjam nach einem grösseren abgeschlossenen Projekt spontan zu einem verlängerten Wochenende nach Budapest eingeladen. Mirjam ihrerseits überrascht Gerhard immer wieder mit neuen Ideen in Küche und Garten. Und beide sind kulturell interessiert: Jetzt, da die Kinder aus dem Haus sind, geniessen sie es, Bildungsreisen zu machen, ins Theater und an Vernissagen zu gehen und sich abends beim Tee über kulturelle, politische und soziale Themen auszutauschen. Beide achten zudem nach wie vor auch auf ihre körperliche Attraktivität, damit sie für den Partner begehrenswert bleiben.

Eine stabile, glückliche Partnerschaft ist ein Lebenselixier

Die Forschung zeigt: Nichts hängt so sehr mit hoher Lebenszufriedenheit und guter körperlicher und psychischer Gesundheit zusammen wie eine glückliche Beziehung. Das kommt daher, dass soziale Bindungen, zuverlässige Beziehungen und ein Erleben von Konstanz und Kontrolle tief in unserem Bedürfnissystem verankert sind. Und am besten werden diese Bedürfnisse in einer stabilen, glücklichen Partnerschaft befriedigt.

INFO *Es gilt ganz allgemein: Wer auf eine stabile, glückliche Partnerschaft zählen kann, hat im Leben eine solide emotionale Basis, von der aus alles etwas leichter fällt. Und das ist ein Bonus, den man niemals aus einem schnellen und häufigen Partnerwechsel gewinnen kann.*

Leider gilt aber auch umgekehrt: Ist die Beziehungsqualität niedrig, ist dies einer der zentralen Risikofaktoren für körperliche und psychische Störungen, für eine geringe Lebenszufriedenheit und niedrige Produktivität im Beruf. Schwierigkeiten in der Partnerschaft gehen mit mehr Krankheitstagen am Arbeitsplatz, einer geringeren Kreativität, einem niedrigeren Engagement und mehr Fehlern im Arbeitsprozess einher. So hat beispielsweise die U.S. Air Force erkannt, dass Kampfjetpiloten mit Partnerschaftsproblemen riskanter fliegen, mehr Schäden an ihren Fliegern oder Abstürze verursachen und ihre Ziele ungenauer treffen. Störungen in der Partnerschaft strahlen stark in den Alltag ab, beschäftigen einen nachhaltig und vermindern die Konzentrationsfähigkeit, weil man gedanklich dauernd um die Paarproblematik kreist. Aktuelle Konflikte gehen zudem mit einem erhöhten Adrenalinspiegel einher, während anhaltende Schwierigkeiten einen chronisch erhöhten Kortisolspiegel zur Folge haben, welcher das Immunsystem schwächt.

Trennungsgedanken – wenn das Commitment bröckelt

Trennungsgedanken? Das kommt in den besten Familien vor. Überhastete Reaktionen könnten Sie später reuen. Lesen Sie in diesem Kapitel, was Sie tun können, wenn über der Beziehung dunkle Wolken hängen.

Meist verlaufen Beziehungen wellenförmig: Glückliche, beschwingte Phasen wechseln sich ab mit schwierigeren oder anspruchsvolleren Phasen. Manchmal münden die schwierigeren Zeiten auch in Krisen. Nicht wenige Menschen, die ihre Beziehung als harmonisch und glücklich einschätzen, haben schon mal Trennungsgedanken gehabt. Gemäss einer Studie von Bodenmann (2006) haben rund 30 Prozent der Frauen und 20 Prozent der Männer, die sich in ihrer Partnerschaft als zufrieden bezeichnen, bereits einmal an Scheidung gedacht.

HINWEIS *Trennungsgedanken können auch in einer an und für sich zufriedenstellenden Partnerschaft auftauchen. Sie deuten darauf hin, dass etwas nicht mehr stimmt. Dann gilt es, die Probleme anzupacken, indem man sie anspricht und nach Lösungen sucht.*

Wer sich in einer Partnerschaft nicht mehr wohlfühlt, sollte dies seinem Partner mitteilen. Das bedeutet nicht, dass man ihn im Affekt gleich mit Trennungsgedanken konfrontieren muss. Vermeiden Sie es auch, mit einer Trennung zu drohen. Teilen Sie dem Partner aber möglichst konkret mit, was Sie stört und welche Änderungen für Sie notwendig sind, damit die Beziehung wieder Freude macht.

Vermeiden Sie es, Dinge, die Sie stören, über Jahre hinweg hinunterzuschlucken und zu verdrängen. Erstens nehmen Sie dadurch dem Partner die Chance, die Schwierigkeiten zu erkennen und aktiv an einer Lösung zu arbeiten. Und zweitens stauen Sie bei sich negative Energie an, die sich plötzlich in grosser Heftigkeit entladen kann. So findet man nicht selten sogenannt harmonische Paare, welche nie Streit haben und bei denen alles immer vermeintlich verständnisvoll zu und her geht – bis auf einmal eine lang angestaute Frustration aufbricht und grossen Schaden anrichtet. Die Beziehung kann dann mitunter in kürzester Zeit in Frage gestellt oder gar aufgelöst werden. Es gilt, Probleme nicht unter den Teppich zu kehren, sondern sie bei ihrem Aufkommen wahrzunehmen und gemeinsam im Gespräch zu bewältigen. (Mehr Informationen dazu im Kapitel «Probleme konstruktiv angehen», Seite 75.) Commitment bedeutet also auch, sich für die tägliche «Partnerschaftshygiene» einzusetzen und Konflikte gemeinsam anzugehen. Jeder Partner muss dazu seinen Beitrag leisten.

TIPP *«Stilles Leiden und Dulden» ist nicht ratsam. Wenn etwas in der Beziehung Sie stört, sprechen Sie es an und schaffen Sie damit die Grundlage für eine mögliche Veränderung. Wenn Ihr Partner trotz Ihres Bemühens nicht zuhört oder nichts zu ändern bereit ist, dann sollten Sie als nächsten Schritt eine Paarberatung oder Paartherapie ins Auge fassen.*

Probleme nicht nach aussen tragen

Es ist menschlich, wenn man bei Schwierigkeiten die Unterstützung einer nahe stehenden Person sucht. Frauen tun dies deutlich häufiger als Männer und sprechen sich ungeniert mit ihren Freundinnen und Bekannten aus. Das ist kein Problem bei Alltagssorgen. Kritisch wird es aber, wenn Sie ausserhalb der Beziehung über Partnerschaftsprobleme sprechen, weil damit ein Vertrauensbruch verbunden ist. Eine unbeteiligte Person weiss so vielleicht bald mehr über eine partnerschaftliche Angelegenheit als Ihr Partner, den das Problem direkt angeht oder der es verursacht hat.

SUSANNE ist 50 Jahre alt und hat sich innerlich schon seit einigen Jahren von ihrem Partner zurückgezogen. Sie teilt das Schlafzimmer nicht mehr mit ihm, und gemeinsame Aktivitäten gibt es kaum noch. Susanne hat sich vorgenommen, die Partnerschaft weiterzuführen, bis die gemeinsame Tochter volljährig ist, und gedenkt, noch acht Jahre auszuharren und sich zu arrangieren. Sie behält die Dinge, die sie stören, für sich und lässt alles im alltäglichen Trott weiterlaufen. Wenn ihr Partner sie darauf anspricht, wiegelt sie ab und versäumt die Gelegenheit, die Probleme auf den Tisch zu legen. Als sie eines Tages einen anderen Mann kennenlernt, entschliesst sie sich, mit ihm eine Beziehung anzufangen. Zuvor holt sie den Rat ihrer besten Freundinnen ein. Schliesslich tritt sie vor ihren Mann und eröffnet ihm, dass sie die Scheidung eingeleitet hat.

TIPP *Partnerschaftsprobleme betreffen immer beide Partner. Beide haben ihren Anteil daran, beide können auch zur Lösung beitragen. Verbünden Sie sich gegen Schwierigkeiten, sehen Sie diese als Ihren Gegner an, dem Sie gemeinsam begegnen wollen. Kämpfen Sie nicht gegeneinander und suchen Sie nicht nach Verbündeten ausserhalb, sondern gehen Sie die Sache gemeinsam an. Zusammen sind Sie stark!*

Als Faustregel gilt: Ein Paar sollte immer zuerst versuchen, seine Schwierigkeiten selber zu bewältigen. Dazu kann auch der Gang zu einer Beratungsstelle oder eine Paartherapie gehören. Das ist besser, als die Paarprobleme im Freundes- und Bekanntenkreis herumzutragen. Wie wohlmeinend auch immer Ihre Freunde sind: Von Laien erhält man häufig Ratschläge, die auf den Erfahrungen von Einzelfällen basieren – und Ihnen in Ihrem konkreten Fall letztlich nicht gross weiterhelfen dürften. Eine professionelle Unterstützung bringt meist mehr, wenn man sie rechtzeitig in Anspruch nimmt.

Den Partner nicht vor vollendete Tatsachen stellen

Es ist verletzend und unfair, den Partner vor vollendete Tatsachen zu stellen. Und ja, es braucht Mut, den Partner zu konfrontieren und zu sagen: «Ich fühle mich nicht mehr wohl, wir müssen etwas ändern.» Doch nur wer Probleme offen auf den Tisch legt, lässt auch die Möglichkeit zu, dass sie gelöst werden. Diese Transparenz ist man dem Partner schuldig. Behandeln Sie ihn auch im Falle von Schwierigkeiten so, wie Sie von ihm behandelt werden möchten: mit Respekt, Achtung und Wertschätzung.

Weg vom Gas! Trennungen wollen gut überlegt sein

Es geht hier nicht darum, Trennungen prinzipiell abzulehnen. Im Gegenteil zeigt die Forschung, dass bei starken chronischen Konflikten eine Trennung oder Scheidung für das Paar und seine Kinder die bessere Lösung sein kann, wenn damit die längerfristige Schädigung aller Beteiligten vermieden wird. Besonders für die Entwicklung der Kinder ist ein destruktives Familienklima mit häufigen Streitereien der Eltern äusserst ungünstig.

Auch wenn sie das in der Situation selber nicht so wahrnehmen: Erfahrungen aus der Paarberatung zeigen, dass sich viele Paare überstürzt trennen. Oft kommt nach Wochen, Monaten oder sogar nach Jahren eine ehrliche, nicht romantisierende Reue auf. Vielleicht, weil man die Dinge aus der Distanz etwas nüchterner betrachtet oder weil das erste Hochgefühl in der nächsten Beziehung abgeflacht ist.

Deshalb gilt: Bevor sich ein Paar trennt oder scheiden lässt, sollte es zu klären versuchen, ob dies der einzige gangbare Weg ist oder ob nicht eine Beratung oder Therapie Abhilfe schaffen könnte. Der Beziehung eine zweite Chance zu geben, ist angesichts der hohen emotionalen Kosten, welche eine Scheidung für alle Betroffenen mit sich bringt, in vielen Fällen ratsam.

HINWEIS *Nur 10 Prozent der Paare, welche sich scheiden lassen, haben vorgängig eine Paartherapie in Anspruch genommen. Doch man lässt sich auch nicht gleich den Arm amputieren, wenn man eine Entzündung im Handgelenk hat. Also: Schöpfen Sie alle Möglichkeiten der Problemlösung aus, bevor Sie Ihre Trennungsgedanken umsetzen.*

Wenn für Sie die Trennung zur ernsthaften Option wird: Prüfen Sie die nachfolgenden Punkte. Diese sollen Sie darin unterstützen, ein paar wichtige Fragen möglichst sorgfältig zu klären.

Was verliere ich bei der Auflösung meiner Beziehung?

Viele Menschen versäumen es, die angestrebte Trennung auch von einer ganz rationalen Seite anzusehen. Teils, weil sie sich scheuen, etwas Gefühlsbetontes wie eine Beziehung nüchtern zu betrachten. Teils, weil es ihnen ganz einfach nicht in den Sinn kommt, Pros und Kontras differenziert abzuwägen. Dabei bedeutet die Auflösung einer Partnerschaft in den allermeisten Fällen ein einschneidendes Ereignis. Nur 20 Prozent der Betroffenen nehmen eine Scheidung positiv wahr, die meisten sehen sie als ein kritisches Lebensereignis. Denn zusätzlich zu den emotionalen Turbulenzen stehen meist Veränderungen der Wohnsituation, des sozialen Netzes, der finanziellen Situation an. Sind Kinder da, verkompliziert sich die Sache zusätzlich.

TIPP *Fragen Sie sich, was Sie in die Beziehung investiert haben und was Ihnen fehlen wird, falls Sie sie aufgeben.*

Welche Verantwortung trage ich?

Machen Sie sich bewusst, dass Sie Ihrem Partner gegenüber eine Verantwortung tragen. Ihr Partner hat sich genau wie Sie verpflichtet. Sie haben den Entscheid, diese Beziehung einzugehen, gemeinsam gefällt, aber jetzt entscheiden Sie sich vielleicht allein gegen ein weiteres Zusammensein. Damit übernehmen Sie Verantwortung.

Die Verantwortung, welche man für den Partner übernimmt, wächst mit der Dauer der Beziehung. Es mag befremdlich klingen, von Verantwortung für einen erwachsenen Menschen zu sprechen – man könnte argumentieren, dass Erwachsene einzig für sich selbst verantwortlich seien. Doch wenn beide Partner ein Commitment für diese Beziehung eingegangen sind, dann heisst dies auch, dass man sich auf den anderen verlässt und in diese Beziehung emotional investiert hat. Jede Investition bedeutet aber eine Zunahme an Nähe und Verbundenheit, und diese aufzulösen, heisst, dem anderen Schmerz zuzufügen, ihn trotz seines Engagements zurückzustossen und das Commitment zu kündigen. Mit anderen Worten: Sie lösen ein wechselseitiges Sich-Sorge-Tragen auf.

Noch einschneidender ist dieser Punkt, wenn Sie Kinder haben. Überlegen Sie sich, in welchem Masse Sie mit Ihrem Entscheid das Leben der Kinder verändern. Auch hier gilt es, Verantwortung zu übernehmen, denn Kinder nehmen teil am Leben eines Paares und werden stark davon beeinflusst.

HINWEIS *Verantwortungsvoll auseinandergehen – das ist auch Thema der Beobachter-Ratgeber «Trennung – von der Krise zur Lösung. Kinder, Rechtliches, Finanzen» und «Scheidung. Faire Rege-*

lung für Kinder, Wohnung und Finanzen». Beide Bücher schenken den Auswirkungen auf Kinder besondere Aufmerksamkeit.

Eine Scheidung braucht nicht grundsätzlich der falsche Weg zu sein, da sie im Falle von chronischer Negativität einen konstruktiven Neuanfang bedeuten kann. Fatale Auswirkungen auf Kinder haben jedoch Scheidungen, wenn die Eltern keinen erkennbaren Grund dafür haben. So finden in den USA bereits rund 26 Prozent der Scheidungen bei Paaren statt, welche angeben, keine Eheprobleme zu haben und zufrieden zu sein. Solche Scheidungen sind für Kinder besonders traumatisch – sie beenden keinen Leidenszustand, sondern entspringen einzig dem Wunsch des einen Partners, nochmals einen neuen Kick zu erleben. Das unterminiert bei Kindern das Bild von Verlässlichkeit und Vertrauen in engen Beziehungen massiv.

Was erhoffe ich mir von einer neuen Beziehung?
Auch ganz ohne Aussicht auf einen neuen Partner lohnt es sich, zu überlegen, was man sich von einer nächsten Beziehung wünscht, auf welche Aspekte man mehr achten möchte, welche Kriterien der Partnerwahl einem wichtig sind.

Viele Leute hoffen darauf, dass in einer neuen Beziehung alles besser wird, nur um dann wieder mit den gleichen Schwierigkeiten zu kämpfen wie zuvor – und zwar rascher, als ihnen lieb ist.

Sie geben etwas Kostbares auf – behandeln Sie es auch so

Stellen Sie sich vor, Sie müssten zu Hause dringend entrümpeln, um Platz zu schaffen. Dabei gerät Ihnen Ihr Fotoalbum zwischen die Finger. Würden Sie dieses Erinnerungsstück ebenso leichtfertig wegwerfen wie ein Taschenbuch, das Sie einmal beiläufig an einem Kiosk gekauft haben?

Genau so sollte es mit einer Beziehung sein: Sie ist etwas Kostbares, das mit der Zeit gewachsen ist und viele Erinnerungen birgt. Wenn Sie diese wirklich nicht mehr möchten (und vielleicht sind Sie sich mit Ihrem Partner ja sogar einig, dass Sie diesen gemeinsamen Lebensabschnitt hinter sich lassen wollen), dann ist es in Ordnung, sich davon zu trennen. Aber tun Sie es mit Bedacht und ohne unnötig Scherben zu hinterlassen.

TIPP *Gehen Sie, wenn Sie die Kraft dazu haben, zusammen Ihre Beziehung noch einmal durch, so wie Sie durch das Fotoalbum blättern würden. Nehmen Sie die guten und die schlechten Erfahrungen wahr und schliessen Sie dann gemeinsam ab.*

In jeder Partnerschaft lernt man dazu. Nehmen Sie diese Erfahrungen mit, wenn Sie die Beziehung hinter sich lassen und sich für eine neue öffnen. Lernen Sie aus Fehlern, welche begangen wurden. Lassen Sie Ihre Erkenntnisse zur Ressource für Ihre neue Beziehung werden.

Commitment – ein Plädoyer

Es ist ein uralter menschlicher Wunsch: in Liebe zusammen zu sein, das ganze Leben lang. Die Wissenschaft zeigt, dass es möglich ist, dafür die Voraussetzungen zu schaffen. Eine davon heisst Commitment.

Commitment ist eine Entscheidung – und die können nur Sie treffen. Wollen Sie sich voll und ganz auf Ihre Beziehung einlassen? Wollen Sie Ihren Partner auf lange Zeit zu lieben versuchen, ihm nah sein und mit ihm wachsen? Erst wenn Sie zu diesen Fragen mit Kopf und Herz Ja sagen können, gehen Sie eine Partnerschaft wirklich ein.

Wie Sie sich entscheiden, ist allein Ihre Sache – doch Ihre Haltung sollte für Sie und Ihren Partner klar sein. Erst wenn Sie wissen, was Sie wollen und was diese Beziehung für Sie sein soll, können Sie danach handeln.

Commitment kann annäherungs- oder vermeidungsorientiert sein: Sie können sich der Partnerschaft willentlich zuwenden und sie als ein hohes Gut betrachten, dem Sie Sorge tragen. Diese annäherungsorientierte Sicht des Commitments bedeutet, für etwas Verantwortung zu übernehmen wie für eine Pflanze, die Sie in Obhut nehmen, die Sie wässern, ins Licht oder in den Schatten stellen, düngen, hegen und pflegen, damit sie gedeiht, wächst und ihre Schönheit behält.

Ein vermeidungsorientiertes Commitment bedeutet, dass Sie die Beziehung einfach deswegen aufrechterhalten, weil sich keine Alternativen bieten – und vielleicht, weil Sie keinen Aufwand betreiben möchten. Auch dies kann in Ordnung sein, wenn es für Sie stimmt. Aber seien Sie ehrlich mit sich selbst und prüfen Sie, ob Sie sich nicht doch für die annäherungsorientierte Variante entscheiden möchten. Wie diese gelingt, versucht Ihnen dieses Buch aufzuzeigen.

Ewige Liebe als Ziel

Ein schönes Beispiel für Commitment findet sich beim altrömischen Dichter Ovid:

GÖTTERVATER JUPITER suchte einst spätabends Unterkunft und fand sie unerkannt bei Philemon und Baucis, einem älteren Paar. Die beiden Leute, obwohl arm, bewirteten ihn herzlich – die ganzen Wochenvorräte verschwanden in Jupiters hungrigem Magen. Philemon und Baucis freuten sich, dass der Gast satt wurde, und stellten ihm ihre Schlafstatt zur Verfügung.

Jupiter war gerührt von so viel grosszügiger und selbstloser Gastfreundschaft. Am anderen Morgen gab er sich als Göttervater zu erkennen und fragte die beiden, welchen Wunsch er ihnen erfüllen solle. Sie antworteten: «Mach, dass wir gemeinsam sterben können, damit keiner von uns ohne den anderen weiterleben muss.» Diesen Wunsch erfüllte Jupiter, indem er beide am Ende ihres Lebens in Bäume verwandelte, die ganz nah beieinander zu stehen kamen.

Auch wenn diese Sage von Ovid über 2000 Jahre alt ist – aus der Mode gekommen ist dieser Wunsch, sich ein Leben lang zu lieben und zusammenzubleiben, auch heute nicht. Denn im tiefsten Herzen sehnen wir uns alle nach einer verlässlichen, intimen, tiefen und tragfähigen Partnerschaft, in der wir Geborgenheit, Liebe, Achtung und Wertschätzung erfahren. Und die Wissenschaft zeigt: Es ist möglich, sich diesen Hort selber zu schaffen, durch die tägliche Pflege der Partnerschaft, den Glauben an sie und das Bemühen um gute Bedingungen – Commitment eben.

Anhang

Literatur

Beobachter-Ratgeber

Bodenmann, G.; Klingler, C. **Stark gegen Stress.** Mehr Lebensqualität im Alltag. Beobachter-Edition, Zürich 2013

Fux, C.; Schweizer, I. **Guter Sex.** Ein Ratgeber, der Lust macht. 2. Auflage, Beobachter-Edition, Zürich 2013

Trachsel, D. **Scheidung.** Faire Regelung für Kinder, Wohnung und Finanzen. 16. Auflage, Beobachter-Edition, Zürich 2012

Trachsel, D. **Trennung – von der Krise zur Lösung.** Kinder, Rechtliches, Finanzen. 3. Auflage, Beobachter-Edition, Zürich 2012

von Flüe, K. **Trau dich! Das gilt in der Ehe.** Finanzen, Kinder, Partnerschaft – was Eheleute wissen müssen. Beobachter-Edition, Zürich 2009

von Flüe, K. **Zusammen leben, zusammen wohnen.** Was Paare ohne Trauschein wissen müssen. 6. Auflage, Beobachter-Edition, Zürich 2010

Zanoni, S. **Achtung, Teenager!** Jugendliche verstehen, fördern und fordern. 2. Auflage, Beobachter-Edition, Zürich 2010

Zanoni, S. **Motivierte Kinder – zufriedene Eltern.** Tipps und Ideen zum Spielen, Lernen und Zusammenleben. 3. Auflage, Beobachter-Edition, Zürich 2012

Werke von Guy Bodenmann

Bodenmann, G. **Beziehungskrisen erkennen, verstehen und bewältigen.** Huber, Bern 2011

Bodenmann, G. **Bis dass der Stress euch scheidet.** Huber, Bern 2009

Bodenmann, G. **Depression und Partnerschaft. Hintergründe und Hilfen.** Huber, Bern 2009

Interaktive DVD zur Verbesserung der Partnerschaftsqualität

Bodenmann, G., Schär, M. & Gmelch, S. **Glücklich zu zweit trotz Alltagsstress.** Interaktive DVD. Universität Zürich und Universität Fribourg 2008
Bestellung über www.paarlife.ch

Kurse für Paare zur Pflege der Partnerschaft

Paarlife-Kurse stellen eine Möglichkeit dar, in kurzer Zeit mittels dieses wissenschaftlich erprobten Trainings die Kommunikation und gegenseitige Unterstützung in der Partnerschaft zu verbessern. Die Kurse erlauben eine Stärkung der Paarbeziehung in schonungsvoller und anonymer Atmosphäre. Alle Paargespräche finden in separaten Räumen statt. Unter Anleitung und Begleitung von speziell ausgebildeten Trainerinnen und Trainern trainiert das Paar neue Formen der konstruktiven Kommunikation. Paarlife hat seine Wirksamkeit in mehreren Untersuchungen nachgewiesen. Weitere Informationen unter www.paarlife.ch.

Hintergrundliteratur (Auswahl wichtiger Schriften)

Asendorpf, J. & Banse, R. **Psychologie der Beziehung.** Huber, Bern 2000

Bierhoff, H. W. & Grau, I. **Romantische Beziehungen. Bindung, Liebe, Partnerschaft.** Huber, Bern 1999

Bodenmann, G. **Stress und Coping bei Paaren.** Hogrefe-Verlag, Göttingen 2000

Bodenmann, G. **Verhaltenstherapie mit Paaren.** Huber, Bern 2012

Bradbury, T. N. & Karney, B. **Intimate relationships.** W.W. Norton & Co., New York 2010

Gottman, J. M. **What predicts divorce?** Lawrence Erlbaum, Hillsdale 1994

Gottman, J. M. & Silver, N. **Die 7 Geheimnisse der glücklichen Ehe.** Taschenbuchverlag Ullstein, München 2002

Grau, I. & Bierhoff, H. W. **Sozialpsychologie der Partnerschaft.** Springer, Berlin 2002

Hahlweg, K. **Partnerschaftliche Interaktion.** München 1986

Jacobson, N. S. & Christensen, A. **Integrative couple therapy.** New York 1996

Karney, B. R. & Bradbury, T. N. **The longitudinal course of marital quality and stability: A review of theory, method, and research.** Psychological Bulletin, 118, 3–34. 1995

Rusbult, C. E., Coolsen, M. K., Kirchner, J. L. & Clarke, J. Commitment. In A. Vangelisti & D. Perlman (Eds.), **Handbook of personal relationships** (pp. 615–635). New York 2006

Rusbult, C. E. & Righetti, F. Investment model. In H. T. Reis & S. Sprecher (Eds.), **Encyclopedia of human relationships** (pp. 927–930). Thousand Oaks 2009

Schindler, L., Hahlweg, K. & Revenstorf, D. **Partnerschaftsprobleme: Diagnose und Therapie.** Springer, Berlin 1998

Sternberg, R. J. & Barnes, M. L. (Eds.). **Psychology of love.** Yale University Press, New Haven 1988

Adressen und Links

Die Adressen von Paar- und Familienberatungsstellen in Ihrer Region erfahren Sie auf der Gemeindekanzlei.

Beobachter-Beratungszentrum
Das Wissen und der Rat der Fachleute in acht Rechtsgebieten stehen den Mitgliedern des Beobachters im Internet und am Telefon unentgeltlich zur Verfügung. Wer kein Abonnement hat, kann online oder am Telefon eines bestellen und erhält sofort Zugang zu den Dienstleistungen.

- HelpOnline: rund um die Uhr im Internet unter www.beobachter.ch/beratung (HelpOnline, Rubrik: Familie)
- Telefon: Montag bis Freitag von 9 bis 13 Uhr,
  Fachbereich Familie: 043 444 54 04
- Anwaltssuche: vertrauenswürdige Anwältinnen und Anwälte in Ihrer Region unter www.beobachter.ch/beratung (Anwaltssuche)

www.infomediation.ch
Schweizerischer Dachverband
für Mediation SDM-FSM

www.mediation-svm.ch
Schweizerischer Verein für Mediation SVM
Burgunderstrasse 91
3018 Bern
Tel. 031 556 30 05

www.paarberatung.ch
Website für Online-Paarberatungen. Dieses Angebot ist das älteste in der Schweiz. Es bietet professionelle Hilfen mittels Internet (durch Dr. Joseph Lang) und ist empirisch bezüglich seiner Wirksamkeit evaluiert worden. Liste mit Adressen von Paarberatungsstellen und Praxen in allen Kantonen.

www.paarlife.ch
Website der Universität Zürich zu Präventionsangeboten für Paare. Hier finden Paare wissenschaftlich fundierte Kurse zur Stärkung ihrer Paarbeziehung, Kommunikationstrainings sowie Selbsthilfeangebote (DVD).

www.psychologie.ch
FSP Föderation Schweizer Psychologinnen und Psychologen
Choisystrasse 11
Postfach 510
3000 Bern 14
Tel. 031 388 88 00

Auf der Website sind unter der Rubrik «Suche TherapeutIn» je nach Ortschaft und Fragestellung Paartherapeuten und Paartherapeutinnen zu finden.

www.psychotherapie.ch
Assoziation Schweizer Psychotherapeutlnnen ASP
Sekretariat
Riedtlistrasse 8
8006 Zürich
Tel. 043 268 93 00

Auf der Website sind unter der Rubrik «Therapieplatzvermittlung» je nach Ortschaft und Therapierichtung Paartherapeuten und Paartherapeutinnen zu finden.

www.pz.uzh.ch
Psychotherapeutisches Zentrum der Universität Zürich
Attenhoferstrasse 9
8032 Zürich
Tel. 044 634 52 93

Website des Psychotherapeutischen Zentrums (PZ) des Psychologischen Instituts der Universität Zürich. Hier werden Paarberatungen und Paartherapien nach kognitiv-verhaltenstherapeutischer Ausrichtung angeboten.

www.sgvt.ch
Website der Schweizerischen Gesellschaft für Verhaltens- und Kognitive Therapie (SGVT). Unter den Rubriken «Ratgeber für PatientInnen» und «Suche TherapeutIn» können Paare nach geeigneten Hilfen kognitiv-verhaltenstherapeutischer Ausrichtung suchen.

www.theratalk.de
Website für Online-Paarberatungen. Dieses Angebot erlaubt es Paaren, per E-Mail professionelle Hilfestellungen zu Beziehungsfragen von einem Paartherapeuten (Dr. Ragnar Beer) zu erhalten.

www.unifr.ch/iff
Website des Instituts für Familienforschung und -beratung der Universität Fribourg. An der Praxisstelle werden Paarberatungen und -therapien nach kognitiv-verhaltenstherapeutischer Ausrichtung angeboten.

Ratgeber, auf die Sie sich verlassen können

Beobachter
edition

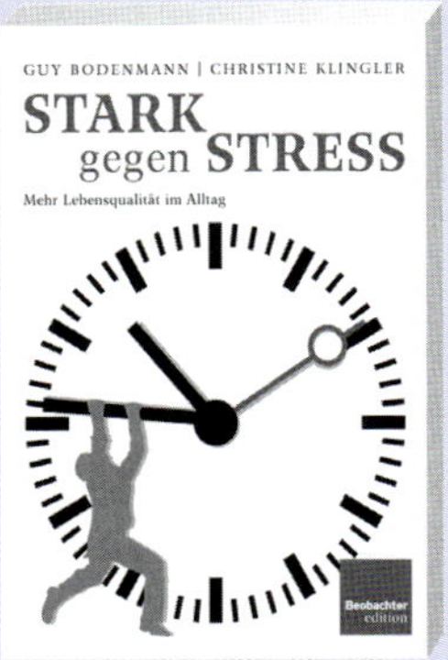

Stark gegen Stress

Stress differenzierter wahrnehmen und die eigenen Ressourcen gezielt stärken: In Zusammenarbeit mit Koautorin Christine Klingler Lüthi setzt Guy Bodenmann seine Forschungserkenntnisse um in konkrete, einfach verständliche Tipps zum souveränen Umgang mit Stress sowie dessen Bewältigung und Vermeidung.

256 Seiten, broschiert
ISBN 978-3-85569-587-4

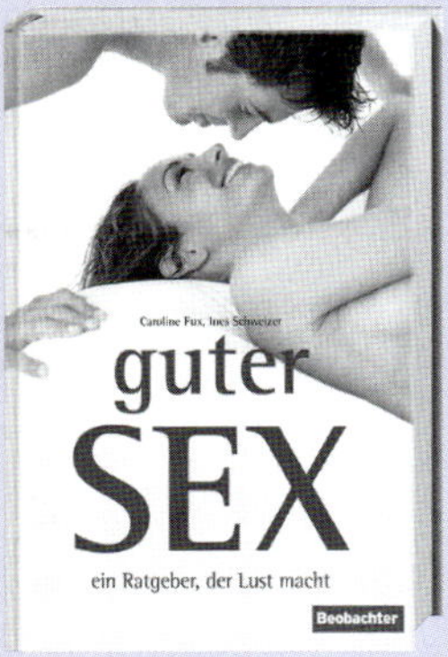

Guter Sex

Zufriedenheit in der Sexualität ist keine Selbstverständlichkeit. Eine Überzeichnung der Sexualität in der Öffentlichkeit, Unsicherheiten, überhöhte Erwartungen oder auch einfach Routine können wahre Lustkiller sein. Dieser Ratgeber macht Mut, offen über Sex zu sprechen und mit Lust Neues auszuprobieren.

216 Seiten, gebunden
ISBN 978-3-85569-556-0

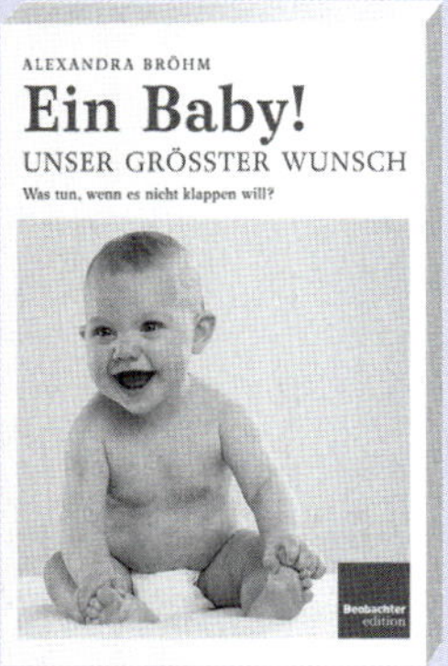

Ein Baby! Unser grösster Wunsch

Was tun, wenn es nicht klappt? Wenn der Kinderwunsch vorerst ein Wunsch bleibt, bedeutet das Stress für Paare, die gerne Eltern werden möchten. Dieser topaktuelle und umfassende Ratgeber greift neben medizinischen auch psychische Aspekte auf und bietet eine wertvolle Entscheidungshilfe.

240 Seiten, broschiert
ISBN 978-3-85569-766-3

Neu: Die E-Books des Beobachters Einfach, schnell, online. **www.beobachter.ch/ebooks**